U0076686

燒肉手帳

YAKINIKU

給美食家
的燒肉寶典

前言

不論是肉或是內臟；不管是牛肉還是豬肉，甚至是馬肉、雞肉、鴨肉，在這次採訪裡留給我最深刻印象的，就是受訪的店家們對於這些食材的態度。處理的手法極為高明，甚至有美的感受。以專業人士的技術而言這些都是理所當然，但是不放棄一片皮、一塊碎肉的工作態度，說是合理的卻也感受到了超乎合理的謙虛和尊敬，一種對於生命的敬意。

正因為同時品味著生命以及技巧的結晶，因此絕對不能吃不完剩下。請抱著舐淨盤子、啃淨竹籤的覺悟，享受眼前的一盤或一串的美味吧。

2009年6月吉日

白石愷親

目次

牛肉〈內臟〉

豬肉〈肉〉

馬肉〈肉、內臟〉

雞肉〈肉、內臟〉

◉本書的使用方式

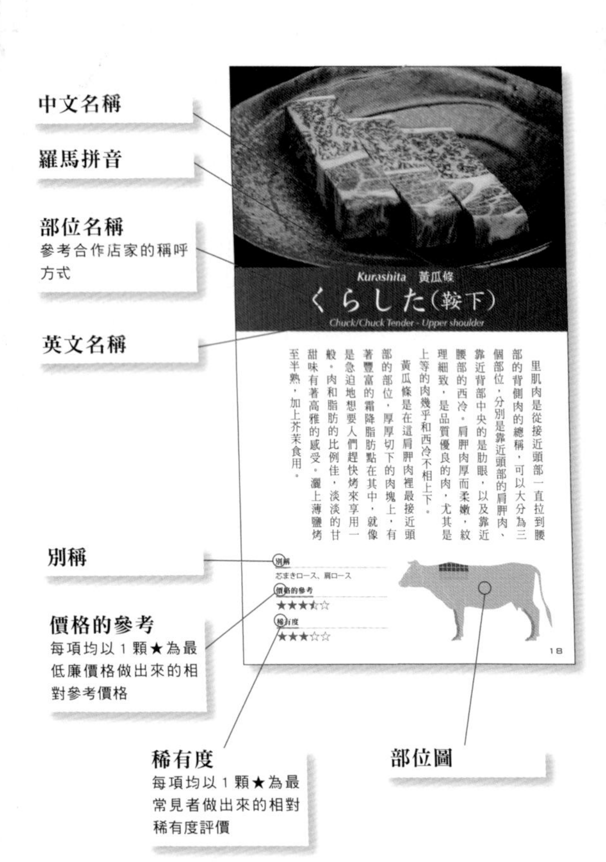

中文名稱
羅馬拼音
部位名稱
參考合作店家的稱呼方式
英文名稱
別稱
價格的參考
每項均以1顆★為最低廉價格做出來的相對參考價格
稀有度
每項均以1顆★為最常見者做出來的相對稀有度評價
部位圖
Kurashita 黃瓜條
くらした(鞍下)
Chuck/Chuck Tender - Upper shoulder
里肌肉是從接近頭部一直拉到腰部的背側肉的總稱，可以大分為三個部位，分別是靠近頭部的肩胛肉、靠近背部中央的是肋眼，以及靠近腰部的西冷。肩胛肉厚而柔嫩，紋理細致，是品質優良的肉，尤其是上等的肉幾乎和西冷不相上下。
黃瓜條是在這肩胛肉裡最接近頭部的部位，厚厚切下的肉塊上，有著豐富的霜降脂肪點在其中，就像是急迫地想要人們趕快烤來享用一般。肉和脂肪的比例佳，淡淡的甘甜味有著高雅的感受。灑上薄鹽烤至半熟，加上芥茉食用。
別稱
芯まきロース、肩ロース
價格的參考
★★★☆☆
稀有度
★★★☆☆
18

牛肉〈肉〉

Gyuniku(Shoniku)

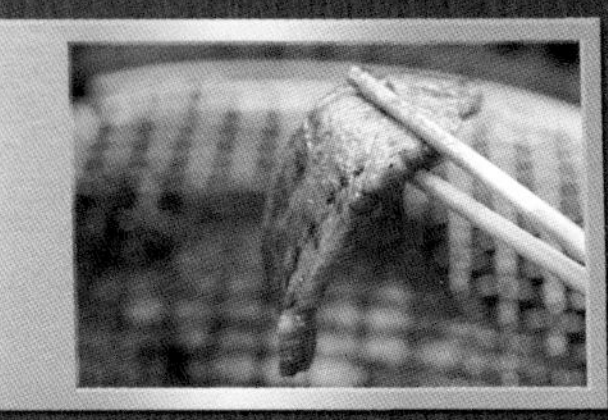

◎這塊肉是哪裡的肉？

牛肉的主要部位，可以分為以下9種（根據東京都中央拍賣市場食肉市場，食肉零售品質基準）。

①**肩肉**　肩胛骨外側的肉塊，又稱為前腿肉

②**肩胛肉**　沿著背骨二側的里肌肉中，最接近頭部到連著靠近五花肉的部位

③**肋眼**　連接肩胛肉的里肌肉和其周邊的肉

④**西冷**　肋眼和臀肉之間的里肌肉和其周邊的肉

⑤**腓力**　以腰為中心，在背骨靠腹部的肉

⑥**五花肉**　分為肩五花肉（或稱前五花肉）和腹五花肉

⑦**腿肉**　分為近腰臀肉和粗和尚頭

⑧**三叉**　後腿外側的肉塊

⑨**臀肉**　含牛尾根肉在內的臀肉

燒肉店的現場，就是以這個分類為基本來臨機應變，像是腹五花肉部位大，因此又加以二分為靠背部的中五花肉，和靠腹部的外五花肉（左圖）等。也有部分燒肉店靠著精巧的刀工再切出稀少的肉，並以獨家方式命名而為招牌商品。菜單上的肉屬於哪個部位，一一確認後再品嘗，也是吃牛燒肉的樂趣之一。

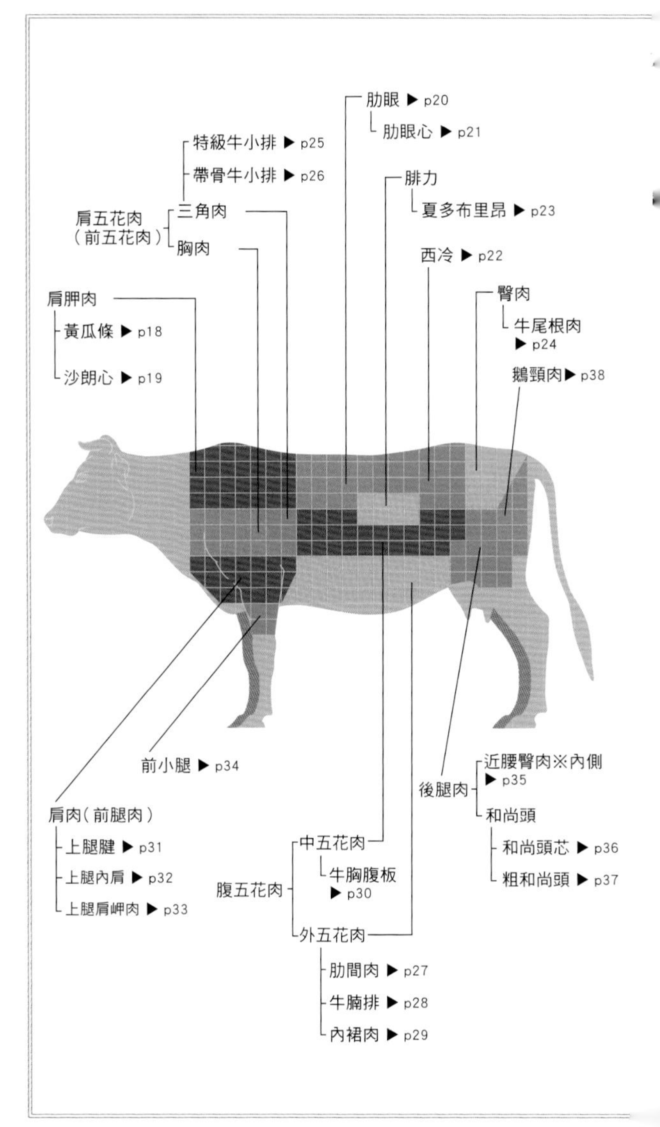
肋眼 ▶ p20
肋眼心 ▶ p21
特級牛小排 ▶ p25
帶骨牛小排 ▶ p26
腓力
夏多布里昂 ▶ p23
肩五花肉
（前五花肉）
三角肉
胸肉
西冷 ▶ p22
肩胛肉
黃瓜條 ▶ p18
沙朗心 ▶ p19
臀肉
牛尾根肉
▶ p24
鵝頸肉▶ p38
前小腿 ▶ p34
近腰臀肉※內側
▶ p35
後腿肉
和尚頭
和尚頭芯 ▶ p36
粗和尚頭 ▶ p37
肩肉（前腿肉）
上腿腱 ▶ p31
上腿內肩 ▶ p32
上腿肩岬肉 ▶ p33
中五花肉
牛胸腹板
▶ p30
腹五花肉
外五花肉
肋間肉 ▶ p27
牛腩排 ▶ p28
內裙肉 ▶ p29

牛的基礎知識1

◎LOIN全員到齊

牛肉的最高級部位「里肌」的名稱，是來自於英文的roast（燒、烤的意思）。換句話說，牛肩到牛腰部之間背部的肉，因為是最適合燒烤，所以才會被稱為roast＝里肌的。

英文裡這個部位稱為loin（腰肉）。除了肋眼之外，還有下里肌肉Sirloin和腓力Tenderloin也屬於這部位的範籌。關於這二個loin，還有些傳聞軼事。

先是Sirloin，在肉的名稱上冠以爵士的稱號「Sir」，這可就很少見了；這件事發生在17世紀前半的英國，詹姆士一世治下時。據說在國王主辦的餐會上，供客食用的牛排大受賓客的好評。心情愉悅的國王便對此牛肉（當然應該是腰肉囉）宣告，「賜汝以爵士的封號」，並博得了滿座的喝采。這便是很久以前，有些小小時髦的故事。

接下來是Tenderloin，這個部位是腓力，或稱為filet（法文）。總之，這是個完全沒有運動到的肉，因此才會出現tender（柔軟）一詞，是牛肉裡最柔軟的部位之一。在18至19世紀的歐洲以鐵腕外交聞名，對浪漫派有很大影響的作家，同時是法國貴族夏多布里昂，由於此位先生喜歡腓力，尤其喜歡柔嫩的腓力心，因此這個部位也因為這個典故，而稱為夏多布里昂。

◎牛肉的分級，還真有些複雜

牛的屠體按照東京都「牛枝肉取引規格」，按照步留等級和肉質等級的分離評價來進行分級。

步留，是以切開面（第六至七肋骨間）的里肌心面積、五花肉厚度等4個項目，按照規定公式計算出來的數值。這個數值分為3個等級，高於標準是A；標準是B；低於標準則是C。

肉質等級則以(a)脂肪交雜(b)牛肉色澤(c)肉的緊實度和紋理(d)脂肪的色澤和品質等4個項目，都以第六至七肋骨間的切開面來做綜合性的判斷。

(a)脂肪交雜＝以BMS（牛脂肪交雜基準）的十二個基準加以判定。12個基準分為5～1等5個等級。

(b)牛肉色澤＝以BCS（Beef Color Standard）的七個基準判定肉色。共有7個階段，各分為5個等級。肉的光澤則以肉眼判斷，分為5個等級。

(c)肉的緊實度和紋理＝肉眼判定。

(d)脂肪的色澤和品質＝色澤由共有7個階段基準的BFS（Beef Fat Standard）來判定。再加上由肉眼判定的光澤和品質後，決定5～1的等級。

由於是以連記步留等級和肉質等級方式標示，等級共以A5到C1等15個階段來標示。由於肉質等級是標示4項目中的最低等級，因此如果步留A、脂肪交雜4、牛肉色澤3的話，這肉的等級標示便是「A3」。

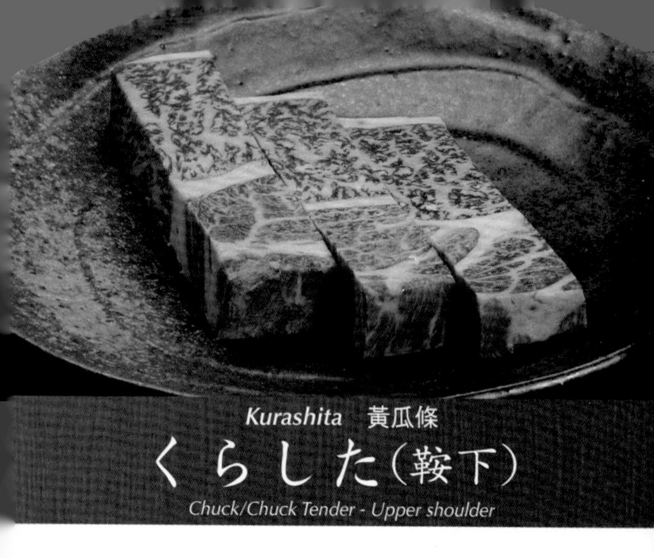

Kurashita　黃瓜條

くらした(鞍下)

Chuck/Chuck Tender - Upper shoulder

里肌肉是從接近頭部一直拉到腰部的背側肉的總稱，可以大分為三個部位，分別是靠近頭部的肩胛肉、靠近背部中央的是肋眼，以及靠近腰部的西冷。肩胛肉厚而柔嫩，紋理細致，是品質優良的肉，尤其是上等的肉幾乎和西冷不相上下。

黃瓜條是在這肩胛肉裡最接近頭部的部位，厚厚切下的肉塊上，有著豐富的霜降脂肪點在其中，就像是急迫地想要人們趕快烤來享用一般。肉和脂肪的比例佳，淡淡的甘甜味有著高雅的感受。灑上薄鹽烤至半熟，加上芥茉食用。

別稱

芯まきロース、肩ロース

價格的參考

★★★☆☆（3.5）

稀有度

★★★☆☆

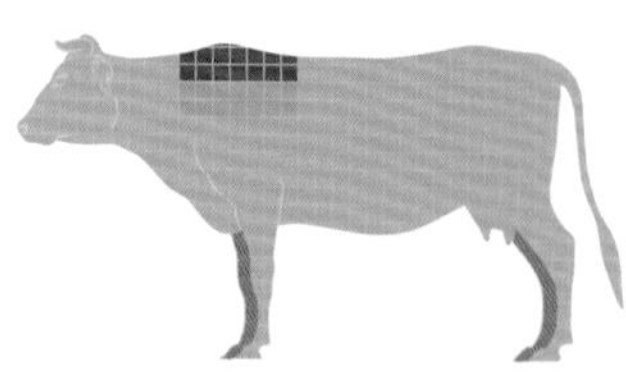

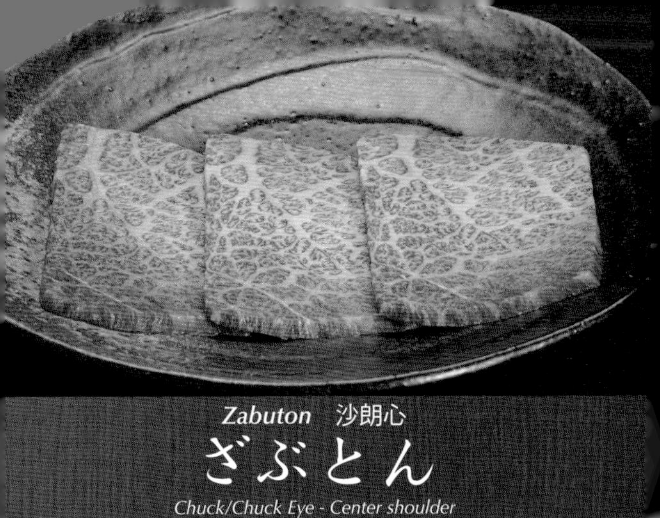

Zabuton　沙朗心

ざぶとん

Chuck/Chuck Eye - Center shoulder

這部位也來自於肩胛肉。位置在黃瓜條下方，靠近肋骨的肉。日文的名稱意為「座墊」則來自於肉部位的形狀。雖然看來有相當多的霜降脂肪，但比起背部和腰部的里肌肉，仍然有筋多的感覺，因此大多切得較薄。但是此肉卻受到了眾多肉迷們的喜愛，因為「有這麼多脂肪卻仍有這麼明確的口感，真是美味的好肉」。

放入口中輕嚼之下，先是富有活力的肉味擴散口中，不久後脂肪的柔軟與香氣滲出。肉和脂肪都有著淡淡的甘甜味，搭配芥茉食用味道更為鮮美。

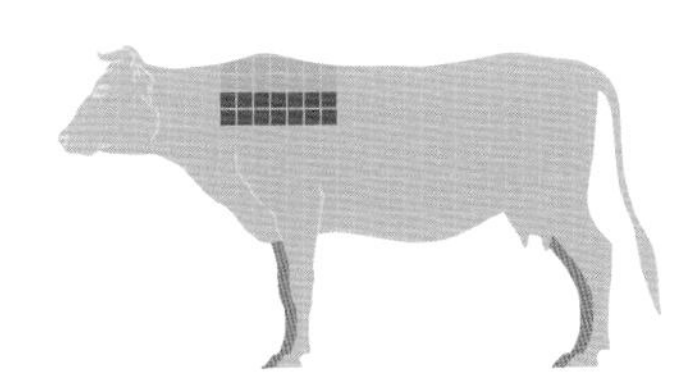

別稱

はねした

價格的參考

★★★★☆

稀有度

★★★☆☆

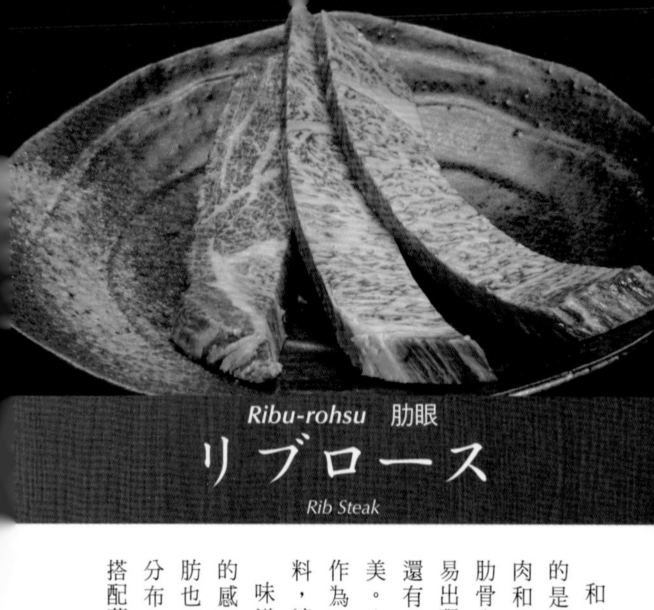

Ribu-rohsu 肋眼

リブロース

Rib Steak

和西冷並列為最高級的牛肉。指的是里肌肉的中央部位，連接肩胛肉和西冷之間的部位（肋眼的肋為肋骨之意）。在牛肉的各部位裡最容易出現脂肪，肉質方面是紋理細致，還有像是發光一般的光澤，外觀極美。由於筋少，在烤肉之外還適合作為牛排和烤牛肉、壽喜燒等的材料，適合作為各種料理的食材。

味道上大概是黃瓜條和西冷之間的感覺，甘甜度較黃瓜條略淡，脂肪也沒有西冷的濃。甘甜度和脂肪分布適中，十分高雅。可以視喜好搭配蘿蔔泥桔醋或芥茉、檸檬食用。

別稱

價格的參考

★★★½☆

稀有度

★★★☆☆

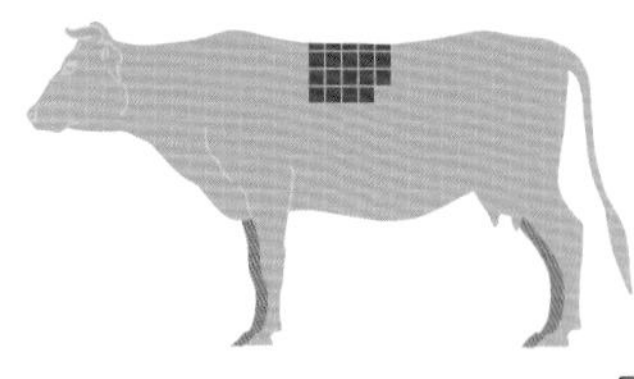

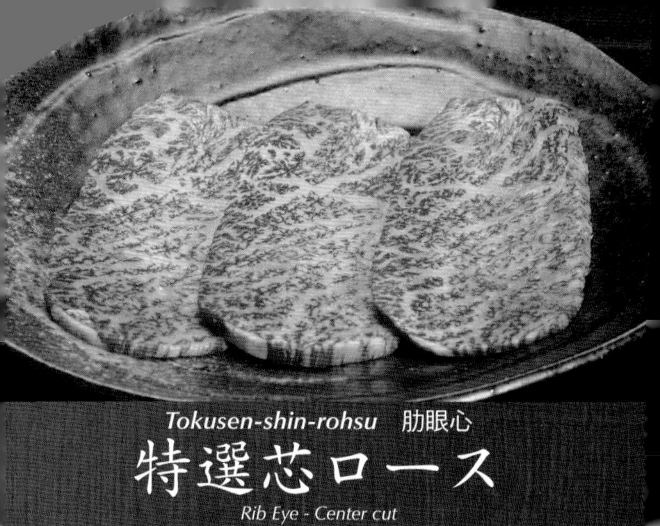

Tokusen-shin-rohsu　肋眼心

特選芯ロース

Rib Eye - Center cut

最高級肉肋眼的肉心部位。紋理、光澤、脂肪的分布都極為出色，真可謂是肋眼中的肋眼。由於是一頭牛身上只能取下少許的超稀有部位，當然價格上也就同樣是不同凡響了。

肉裡完全沒有筋，一口咬下的柔嫩嚼感和舌感，那種光滑的感覺就像是絲綢一般。霜降脂肪的量很多，但卻既不膩人味道也不過重，適度的甘甜輕柔地覆上了舌面。甘甜、柔嫩、舌感、肉和脂肪的比例，不論是哪一項都完全沒有可以挑剔的地方，換句話說就是只取用最好部位的超級貨色。

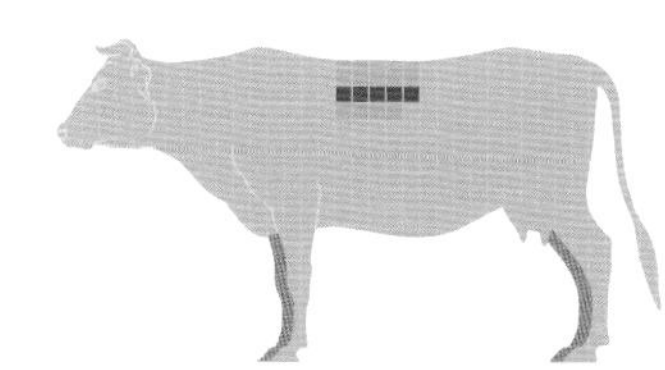

別稱

リブ芯

價格的參考

★★★★★

稀有度

★★★★★

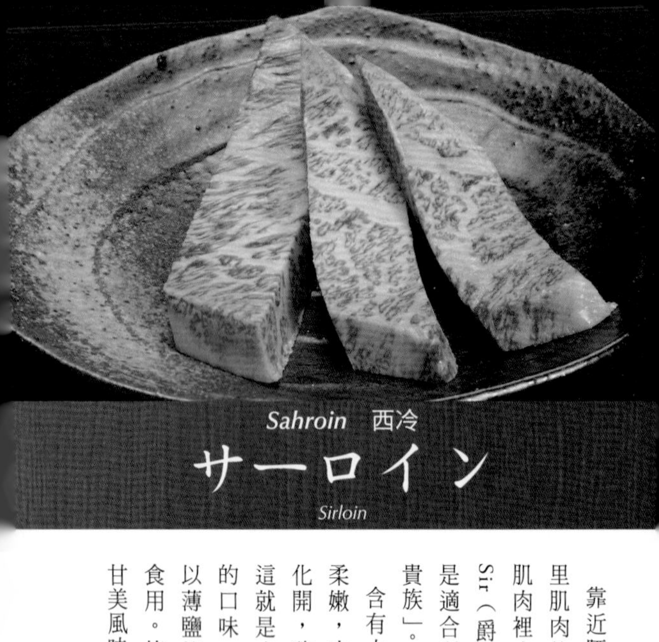

Sahroin 西冷

サーロイン

Sirloin

靠近腰部部位的里肌肉，被視為里肌肉的最高峰。更因為在三種里肌肉裡肉質特別好，因此被授予了Sir（爵士的意思）的封號。這部位是適合所有牛肉料理的「牛肉界的貴族」。

含有大量脂肪的肉，紋理細致而柔嫩，肉的美味和優質的脂肪一起化開，確切的濃郁風味擴散口中。這就是肉迷們最愛的味道，成年人的口味。和黃瓜條一樣的方式，施以薄鹽烤至半熟，搭配芥茉或檸檬食用。使用檸檬更能夠帶出脂肪的甘美風味。

別稱

ヘレ下

價格的參考

★★★★☆

稀有度

★★★☆☆

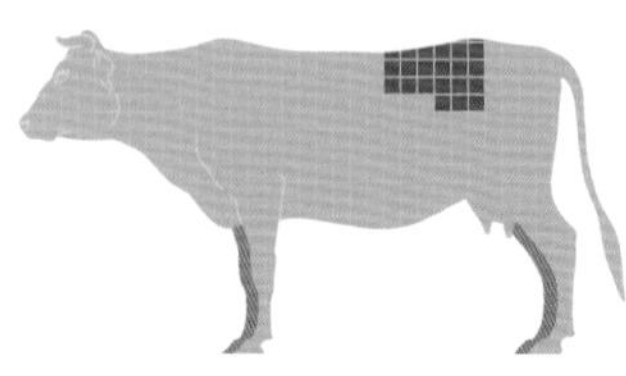

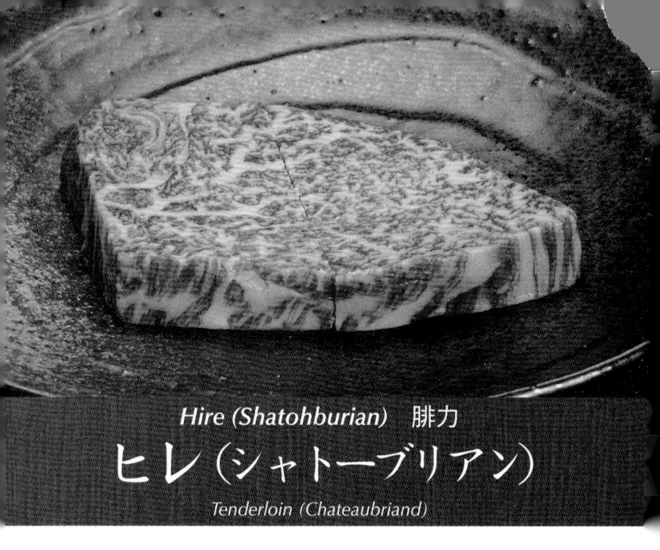

Hire (Shatohburian)　腓力

ヒレ（シャトーブリアン）

Tenderloin (Chateaubriand)

脂肪為里肌肉的一半，而柔嫩度卻獨領風騷的腓力（位於西冷的內側，沿著腰椎的肉。腓力 filet 是法文，英文的名稱則是 tenderloin），尤其是更靠內側的肉更嫩。因為十八至十九世紀法國的作家和政治家夏多布里昂對此部位的喜愛，因此又有夏多布里昂的稱呼。

正因為連在歐洲都可以作為韃靼牛肉等生食的這個部位，所以沒有任何異味或特別的味道，淡淡的甘甜感十分柔順。像是會滲入牙齒般罕見的柔嫩感，真是名符其實。對喜愛鮮嫩口味的日本人而言是最高級的肉品。和檸檬最對味。

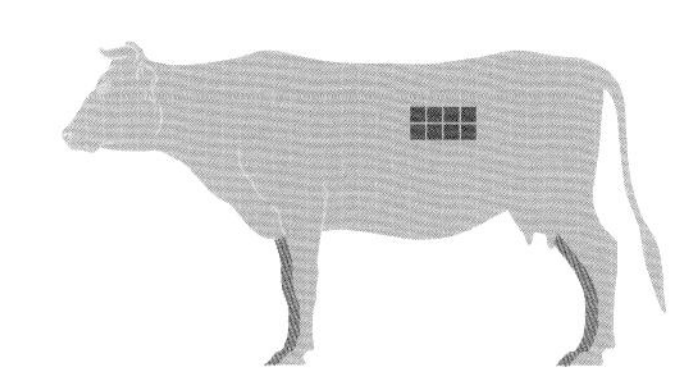

別稱

テンダーロイン、ヘレ

價格的參考

★★★★★

稀有度

★★★★☆

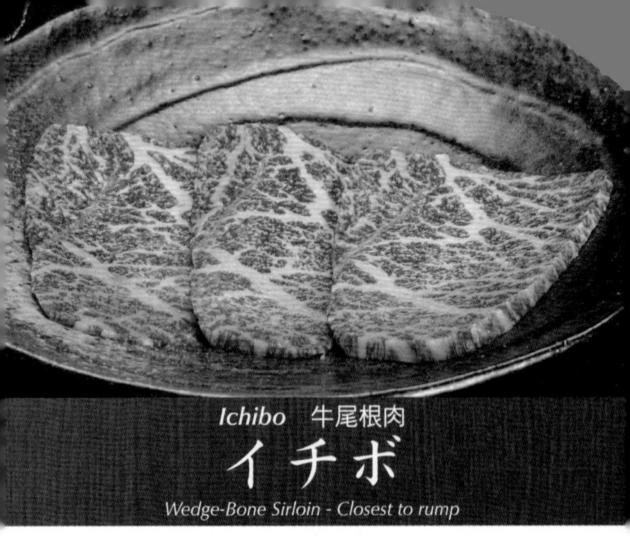

Ichibo 牛尾根肉

イチボ

Wedge-Bone Sirloin - Closest to rump

接在西冷後方，從腰到臀、後腿的部位稱為臀肉（rump = 臀肉之意。柔軟而少脂肪的瘦肉），而尾根肉（aitchbone = 臀骨 = 轉變而來，亦稱H bone）則指的是臀肉中在臀骨周邊的小部位。綜合這二者的稱呼大都是rumait，或是單以臀肉為代表性稱呼。

比起紋路細致脂肪也清爽的後腿瘦肉，在圖中便可知道此肉有不少的霜降脂肪，嚼感也要明確很多。味道上就是所謂的肉味，但有獨特的味道，這味道也是好惡的分界點。一般都是搭配醬汁食用。

別稱

價格的參考

★★★☆☆（3.5）

稀有度

★★★★☆

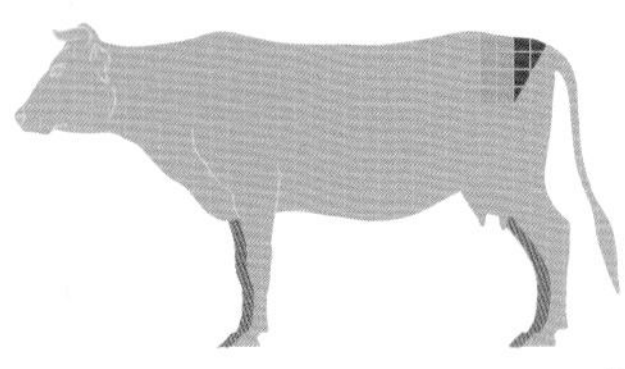

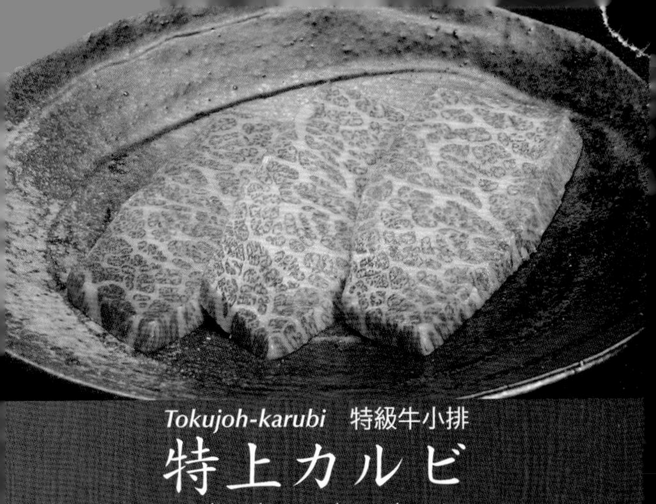

Tokujoh-karubi 特級牛小排

特上カルビ

Boneless Rib - Front, lower rib section

karubi（韓文的肋骨之意）或是五花肉，都是肋骨附近肉的總稱，也稱為三層肉。可以大分為身體前方的前五花肉（三角五花肉），和後方的腹五花肉。其中的特級牛小排，是只從前五花肉的第一～第六肋骨周邊取下的最高級肉。只要聽到「燒肉」就立刻連想到這個部位的人應該不少。

淡紅色裡均勻分布霜降脂肪的肉，脂肪的甘美和肉的味道都性格強烈，嚼感佳。而且脂肪和瘦肉的比例，好到會讓人覺得「有吃到真幸福」的感覺。搭配檸檬或芥茉、蘿蔔泥桔醋食用。

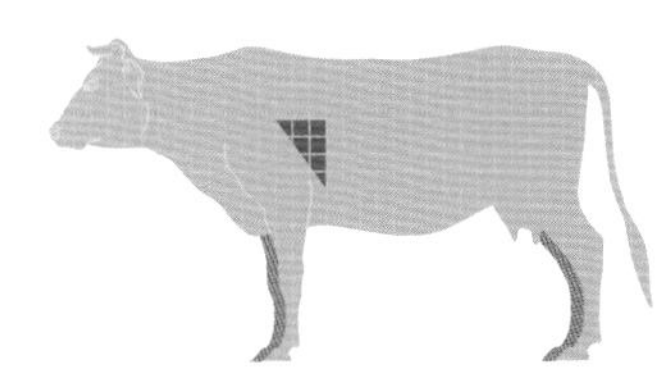

別稱

特選カルビ、三角バラ

價格的參考

★★★★☆

稀有度

★★★★☆

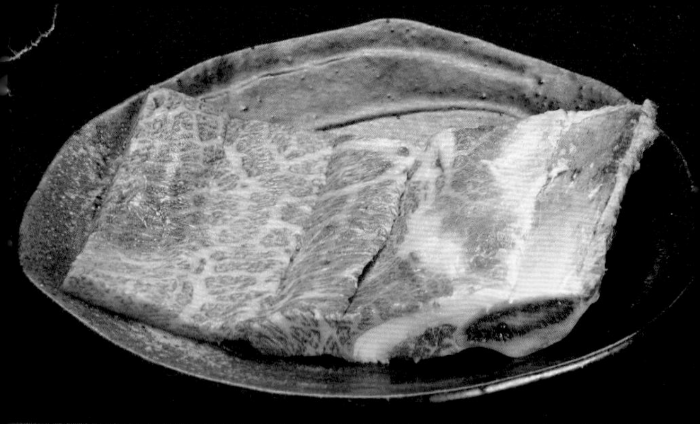

Honetsuki-karubi 帶骨牛小排

骨付きカルビ

Rib with Bone - Front, lower rib section

就是還沒去掉肋骨之前的特級牛小排，這麼說應該比較容易理解。肉密實地包住骨頭，粉紅色的肉和純白的脂肪搭配極美。再加上那一大塊的堂皇重量感…。甚至有些燒肉通還會大發豪語，「不吃這個去燒肉店就沒有意義」；是很受歡迎的部位之一。

若不在意嘴邊和手上沾滿了油脂，拿來大口咬下，就會吃到肉和油脂的濃郁甘美，有層次的味道順暢地滑入喉中，彷彿舌頭和胃部連起來了。而且不會過份濃烈…，沒錯，稱為「牛的大腹肉」就再合適不過了。更應該將骨頭上的殘肉都啃的乾乾淨淨；多為已經用鹽或醬汁調過味。

別稱

價格的參考

★★★★☆

稀有度

★★★★☆

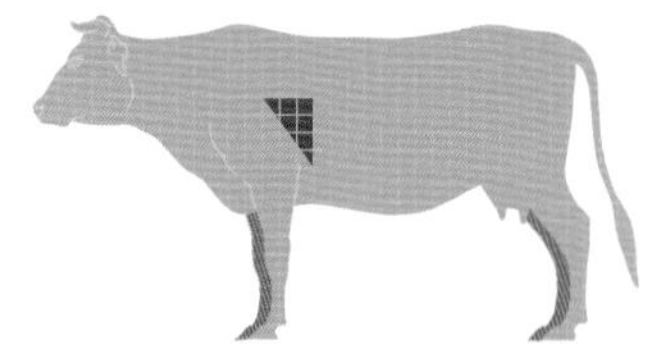

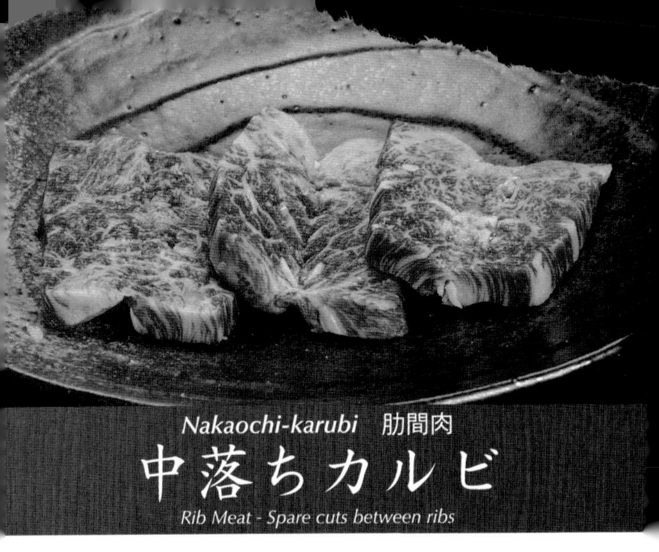

Nakaochi-karubi　肋間肉

中落ちカルビ

Rib Meat - Spare cuts between ribs

肋骨和肋骨之間的五花肉。做了去除骨頭、血管和皮的處理之後，因為筋和纖維多，需再仔細以菜刀加以敲打，以切斷筋。因為這些原因，切法需要薄切。這是個需要費時費工，但價格卻低廉，味道和人氣都很高的部位。

味道上並沒有脂肪量相對的膩人，脂肪的濃郁度和肉的甘甜度都屬中級，是屬於好惡感不強的部位。吃法上是將蔥放在肉上，或是包起來以沾醬汁食用。適度的油脂和甘甜，和青蔥極為對味。

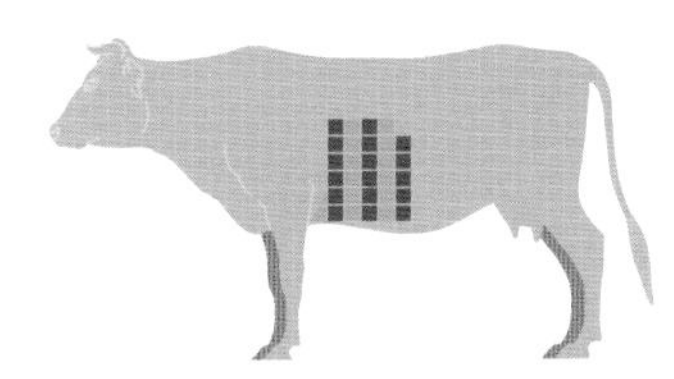

別稱

ゲタ、ゲタカルビ、骨山

價格的參考

★★⯪☆☆

稀有度

★★⯪☆☆

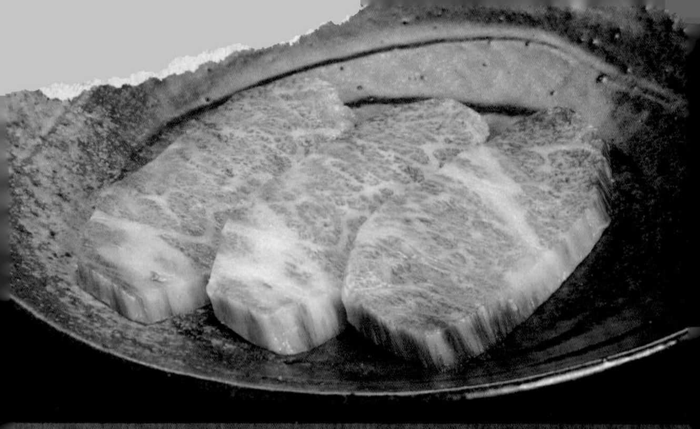

Joh-karubi 牛腩排

上カルビ

Flank Steak - Belly, lower plate and flank

腹五花肉的下方，比中五花肉靠腹部的五花肉便是外五花肉。這是很容易形成霜降脂肪的部位，但肉的紋理較粗，比中五花肉的瘦肉多些。整體的味道濃郁，肉質大部分被規入普通的等級。

牛腩排是外五花肉中由前向後延伸的條狀肉中的前端部分，和下一頁的內裙肉一前一後對應，在外五花肉裡和內裙肉一樣的高肉質。

牛小排已經是燒肉裡不可或缺的一道了，更何況是牛腩排（上牛小排），是既甘又嫩，還有濃郁的肉味，的確可以一饗味蕾和胃了。不吃這一道，等於沒去燒肉店囉。

別稱

タテ目、ササ肉

價格的參考

★★★☆☆

稀有度

★★★½☆

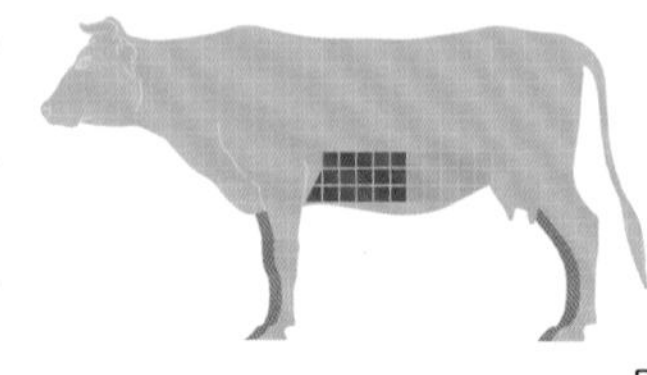

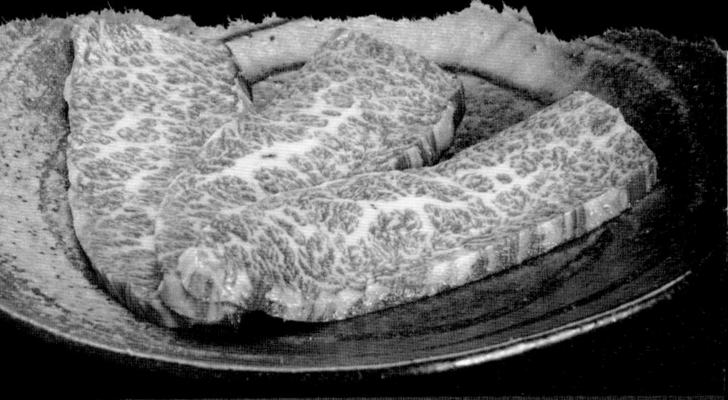

Sasami 內裙肉

ささみ

Inside Skirt - Lower, rear cut of flank

外五花肉（腹部的五花肉）條狀肉的後半部，是後腿鼠蹊部的胸腹板（下頁詳述）下半部。霜降的比例均勻，而且可以吃到五花肉特有的肉與脂肪各自的美味，因此部分肉迷特別喜歡這個部位。

相較於脂肪的量，卻沒有什麼黏稠感，入口之後有的是清脆的嚼感。肉與脂肪滑順地溶為一體，不久後令人讚美的甘甜感，就會一直滲到舌根後方。清脆的嚼感和具層次感的甘甜，這就是上等外五花肉的內裙肉價值所在，應沾醬汁食用。

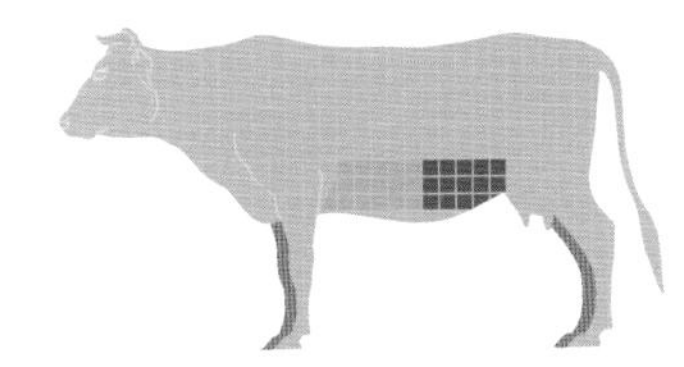

別稱

タテ目、ササ肉

價格的參考

★★★☆☆

稀有度

★★★½☆

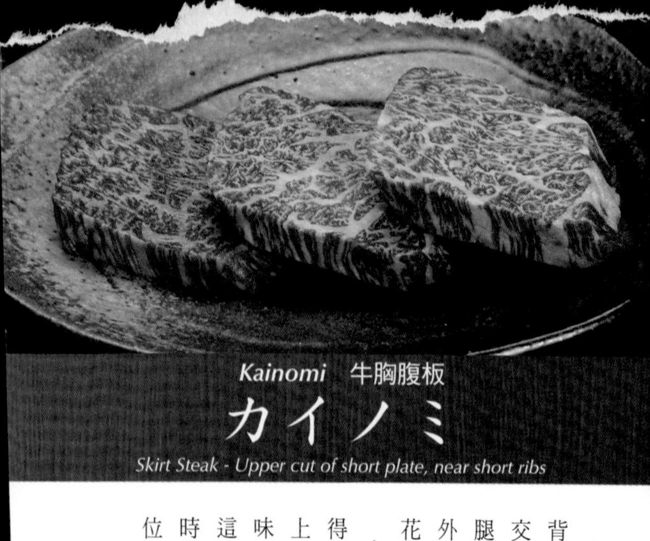

Kainomi　牛胸腹板

カイノミ

Skirt Steak - Upper cut of short plate, near short ribs

中五花肉（腹五花肉上方，靠近背部的五花肉。瘦肉和薄脂肪相互交疊，也就是三層肉）裡，位於後腿鼠蹊部附近，靠近西冷的部位。外觀上和味道都更接近西冷而非五花肉，是最適合燒肉的特上級的肉。

由於肉質軟嫩，會像圖中一般切得較厚，因此不論嚼感和風味都屬上乘。在享用當中，會在紮實的肉味裡，出現一股獨特的淡淡香氣，這也是肉迷們喜愛的原因之一。吃時的反饋極佳，是大家都愛吃的部位；適合搭配檸檬。

別稱

價格的參考

★★★☆☆

稀有度

★★★★☆

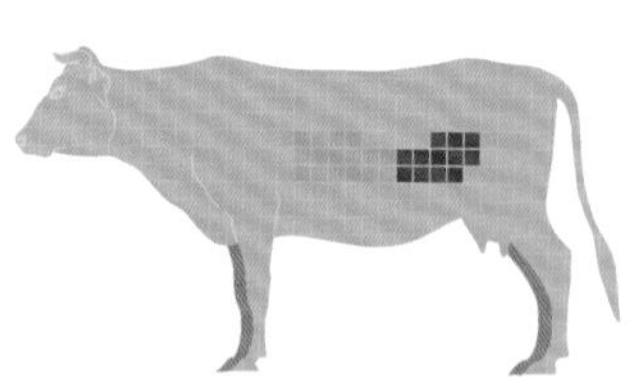

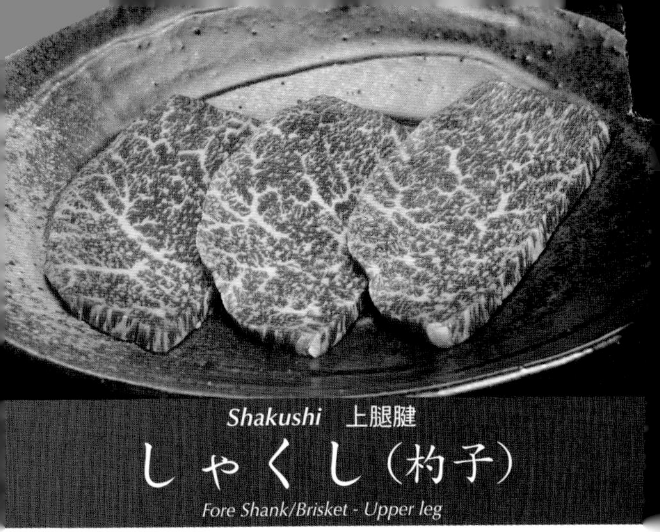

Shakushi　上腿腱

しゃくし（杓子）

Fore Shank/Brisket - Upper leg

由肩部到前腿上部的部位。運動量多因此脂肪量少，肉質稍硬。含有豐富的蛋白質，適合作像是牛腱肉一般加熱的調理方式。除了下頁起介紹的上腿內肩和上腿肩岬肉之外，可以取得少量但優質的肉是這個部位的特徵。

入口之後，可以發覺並沒有生肉看起來那麼多的油脂感，相對地嚼感就會更紮實些，肉味也就會更形強烈。吃起來的感覺是具有膨鬆感覺的嚼感。日語中別稱之一是來自於部位的形狀，但讓人連想到栗子般膨鬆的口感來享用此肉也是樂趣之一。

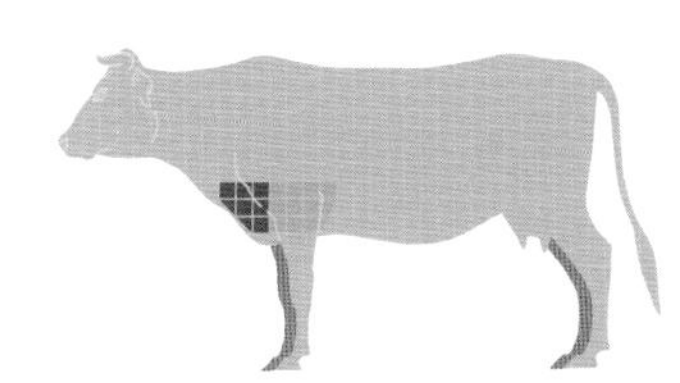

別稱

クリ、腕三角

價格的參考

★★★☆☆

稀有度

★★★☆☆

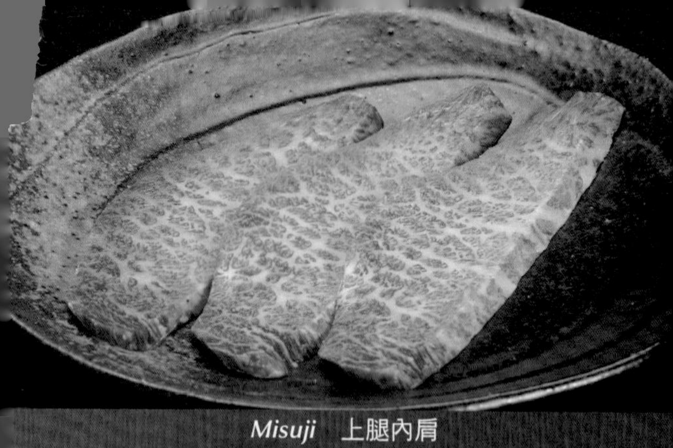

Misuji　上腿內肩

みすじ（三筋）

Fore Shank/Brisket - Inside shoulder blade

前腿的一部，位於肩胛骨後方的肉。一頭牛平均可取下約5公斤，其中像圖中的肉一般，有著漂亮霜降肉質的最高級品質肉，據說只能取得不到1公斤。

就因為稀少，而且肉質又好，因此極少出現在「燒肉」的菜單上，一般多作為生食或半生熟的食用方式。

咬一口看看，這霜降帶來了難以想像的美好嚼感。肉裡具有充分的美味，舌感潤澤，而且又極為爽口。這種美好的味道，最適合搭配芥茉食用。

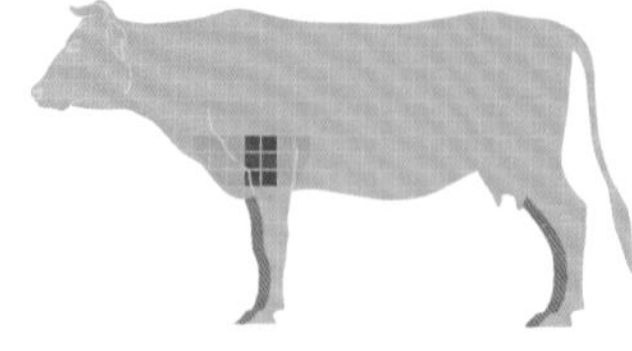

別稱

價格的參考

★★★★☆

稀有度

★★★★½

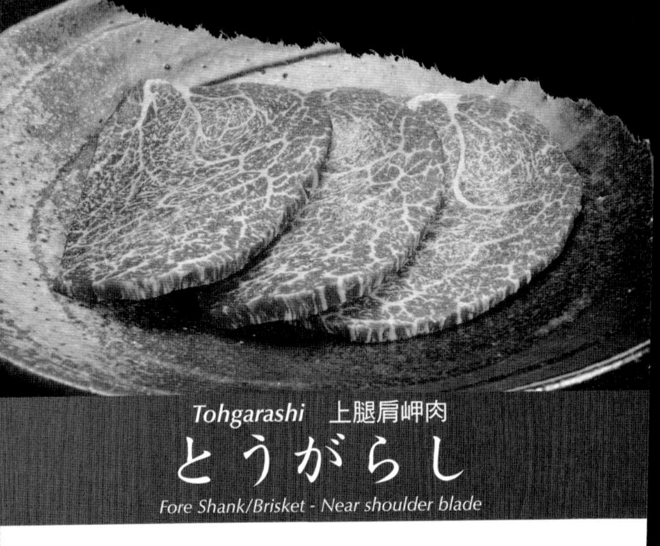

Tohgarashi 上腿肩岬肉

とうがらし

Fore Shank/Brisket - Near shoulder blade

前腿的一部分，靠近肩胛骨部分的肉。光看切下來的肉片形狀是不會有什麼感覺的，但部位的形狀倒是很像辣椒，因此才有這個名稱（日文名稱直譯為辣椒）。

肉色是偏濃的漂亮紅色，紋理稍粗。把筋清乾淨後適合切成薄片作為涮鍋用，或是用來提取牛肉高湯用。

的確不能算是「紋理細致」，但這個部位上適度脂肪的肉卻也柔軟，而且風味和甘甜味都紮實而濃郁。價格方面也算是低廉，是物美價廉的一道。

別稱

とんび

價格的參考

★★★☆☆

稀有度

★★★☆☆

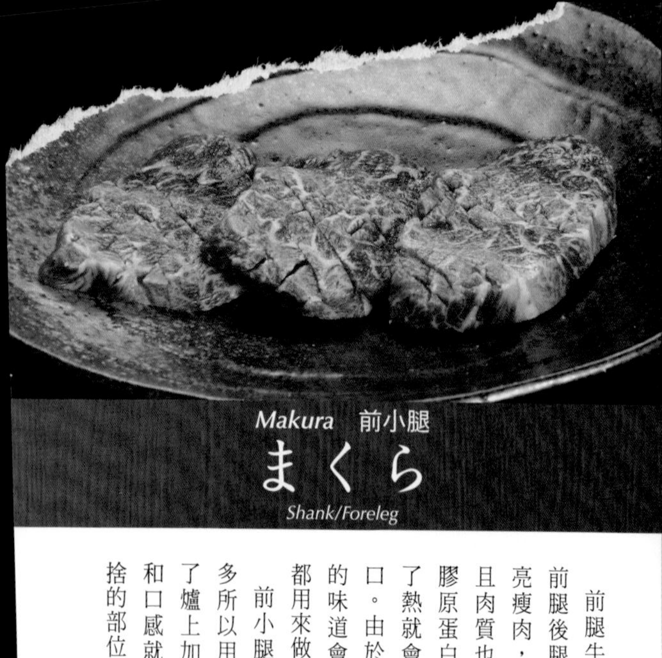

Makura 前小腿

まくら

Shank/Foreleg

前腿牛腱的中心部位。牛腱不論前腿後腿，都是肌肉十分發達的漂亮瘦肉，但筋量多約占了一半，而且肉質也硬。不過這裡的筋，含有膠原蛋白等的大量蛋白質。一旦加了熱就會化為膠質，柔軟而容易入口。由於硬質的肉加熱之後，濃郁的味道會更加厚實，因此牛腱肉大都用來做燉牛肉等的燉煮料理。

前小腿肉質也屬偏硬的，因為筋多所以用菜刀先行切過。但一旦到了爐上加了熱，則瘦肉專有的味道和口感就十分豐富，是令人難以割捨的部位。

別稱

前スネ

價格的參考

★★☆☆☆

稀有度

★★★★★

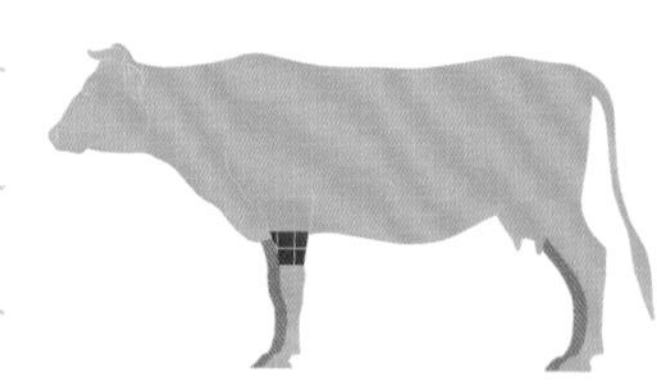

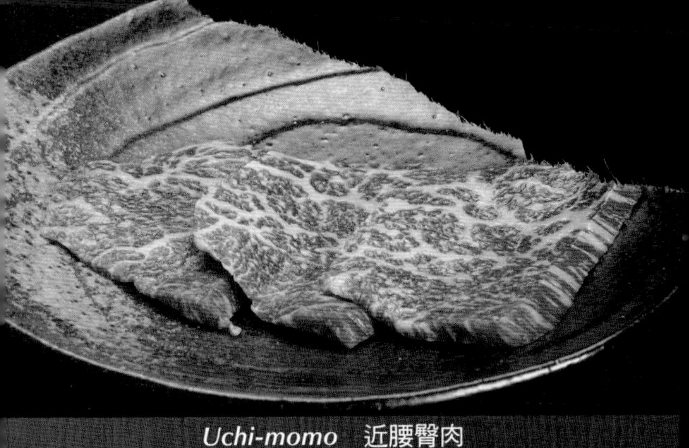

Uchi-momo　近腰臀肉

内もも

Tip Steak - Inside cut of rear thigh

指位於後腿鼠蹊部內側部分，好幾條肌肉匯集的大塊瘦肉的部位。在牛肉的各部位裡脂肪最少，紋理略粗但肉質柔軟。一般認定此部位風味普通，沒有特別的味道，但利用範圍甚廣，從燒肉到燉煮的料理都可以用。切成薄片後便可以用作為牛排或烤牛肉、炸牛排等；也適合作為生食、半生熟、涮鍋等使用。

就算多嚼幾下，也幾乎不會出現任何脂肪的感覺；具有彈性的紮實口感，倒是非常具有牛肉的感覺。這肉才是真正的肉塊。以醬汁食用。

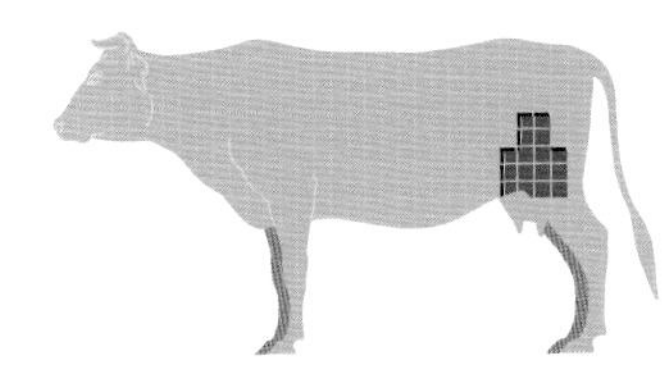

別稱

うちひら

價格的參考

★★☆☆☆

稀有度

★★☆☆☆

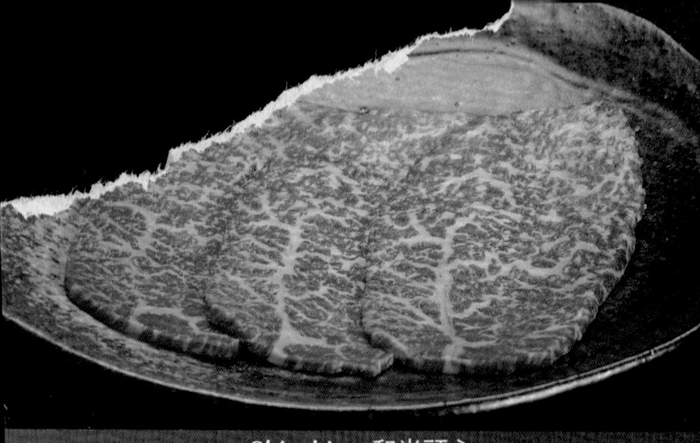

Shinshin　和尚頭心

しんしん

Thick Flank - Inside cut behind flank

後腿鼠蹊部，近腰臀肉下部內側的球狀肉稱為和尚頭，去除旁邊偏硬的部位後，肉質紋理細致而柔軟，是牛肉中脂肪最少的部位之一。

和尚頭分切為幾個各具特徵的部位後，和尚頭心就相當於正中央的瘦肉。因為常用作烤牛肉、牛排和半生熟的緣故，如果燒肉店菜單裡有，則可以點用來吃吃看。

入口之後可以感覺到十足的瘦肉感，具有紮實的口感卻沒有強烈的肉味，是任何人都吃得來的味道。甘甜度也是適度，不易吃膩。

別稱

まるしん

價格的參考

★★★☆☆

稀有度

★★★☆☆

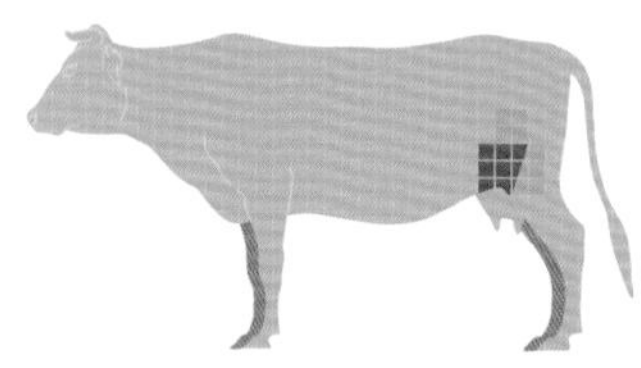

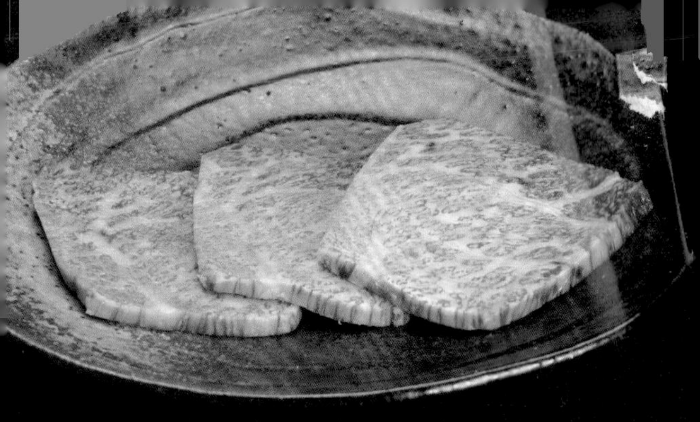

Tomo-sankaku　粗和尚頭

とも三角

Thick Flank - Outside cut behind flank

在和尚頭尾端，和尚頭心外側的三角形肉。整體上和尚頭心外側的肉，都會有筋而且肉質偏硬，但這塊肉例外。入口之後一咬就斷，有嚼感卻不硬。味道是沒有特殊風味的一般味道，因此烤牛肉和煎牛肉片等用途使用較多。燒肉裡也算是極上等級的部位之一。

雖然沒有特別的風味，但瘦肉本身的豐厚，則可以在舌頭上鼻孔中感受得到。濃郁的肉汁滋潤全口，是肉迷們喜愛的之外，也與和尚頭心一樣，受到一般人的歡迎的大眾化口味。搭配芥茉食用。

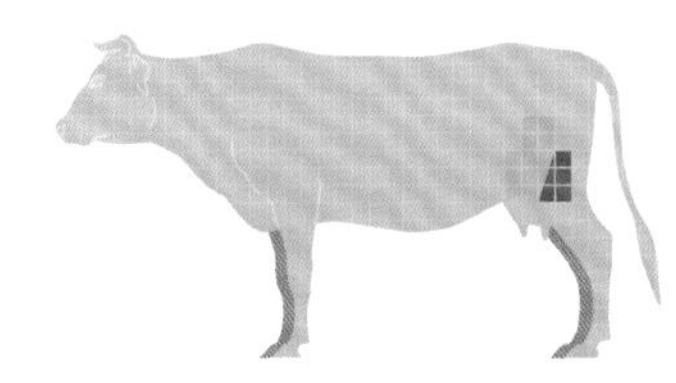

別稱

ひうち

價格的參考

★★★½☆

稀有度

★★★★☆

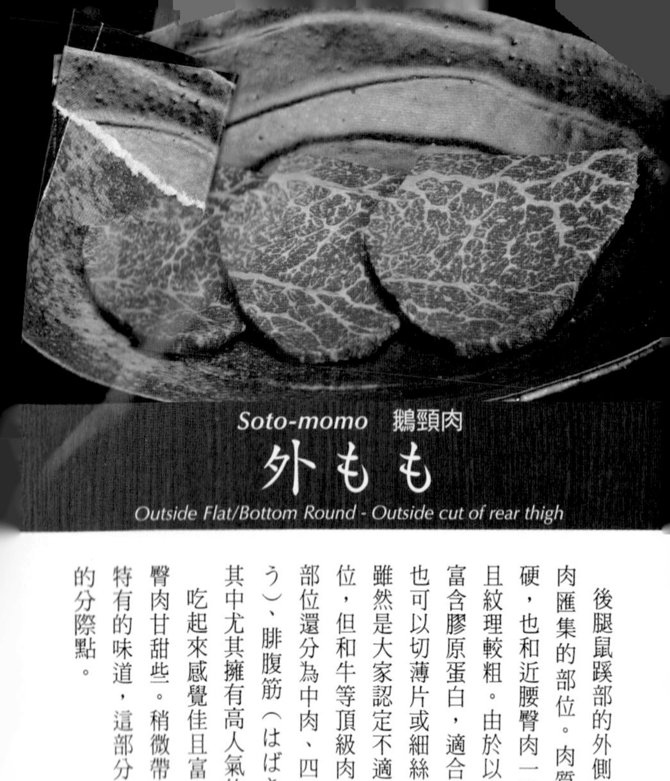

Soto-momo　鵝頸肉

外もも

Outside Flat/Bottom Round - Outside cut of rear thigh

後腿鼠蹊部的外側，運動量最多肌肉匯集的部位。肉質較近腰臀肉略硬，也和近腰臀肉一樣沒什麼脂肪，且紋理較粗。由於以瘦肉為主的肉內富含膠原蛋白，適合作為燉煮使用；也可以切薄片或細絲用來快炒。這塊雖然是大家認定不適合作為燒肉的部位，但和牛等頂級肉則不在此限。這部位還分為中肉、四斤肪（しきんぼう）、腓腹筋（はばき）等三部分，其中尤其擁有高人氣的是腓腹筋。

吃起來感覺佳且富有嚼勁，比近腰臀肉甘甜些。稍微帶有經常活動肌肉特有的味道，這部分也是喜歡和厭惡的分際點。

別稱

そとひら

價格的參考

★★☆☆☆

稀有度

★★☆☆☆

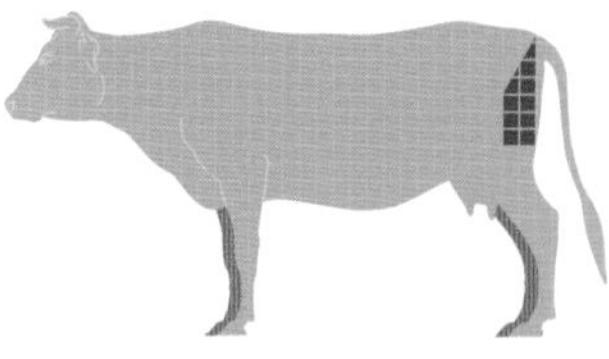

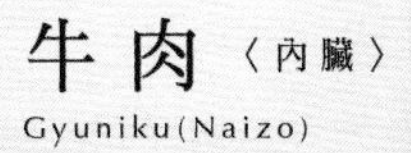

# 牛肉〈內臟〉
Gyuniku(Naizo)

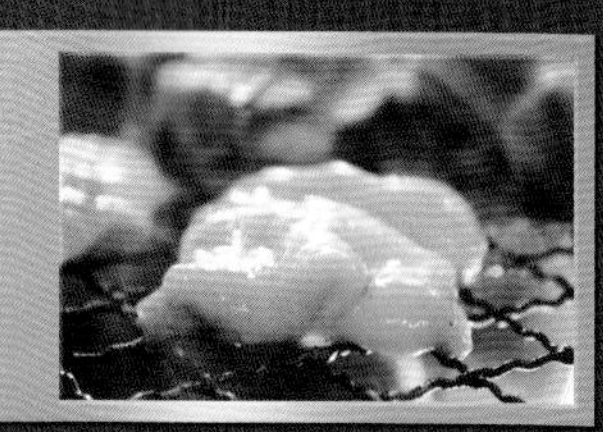

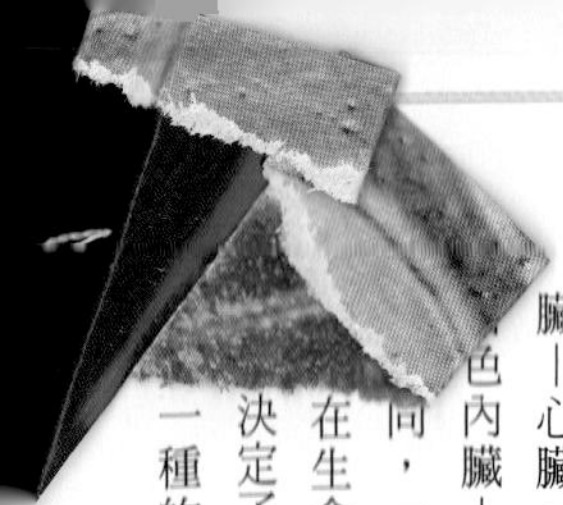

◎「肉臟」＝副生物？

牛和豬身體裡，去掉屠體後的部分稱為副生物；頭、腳、尾巴、內臟等就是這個部分。到底內臟指的是純內臟，或是包含所有副生物在內都稱為內臟，就視各店而異了。不過，除了屠體外都視為內臟倒也可以省去些麻煩。

◎內臟有紅白的差別

肉臟一般分為，循環器官系統的紅色內臟─心臟、肝臟等，以及消化器官系統的色內臟─胃、大腸、小腸等。內臟和屠同，一取出之後就開始劣化；尤其以在生食和燒烤上的紅色內臟，鮮度好決定了一切。
一種的白色內臟，在取出後也會持續發生自行消化的作用，會愈來愈瘦，因此必須儘早做好清理工作後加熱，以停止消化酵素的作用。白色內臟在燒烤前會先下鍋川燙的原因就在於此。但本書中介紹的白色內臟（含豬的在內），大都是一開始就設定新鮮狀態來燒烤的。這表示了食材的良好鮮度，以及店家的優良手藝。

◎4個胃＋1的大試吃

牛內臟的最大特色，就是有4個胃（具備完整胃功能的只有第三胃，其他據說都是由食道變化而來的）。由第一胃的瘤胃一直到蜂巢胃、重瓣胃、皺胃，中間還有個附帶的胃間道。那就請各位好好地品嘗這4個胃＋1的不同美味吧。

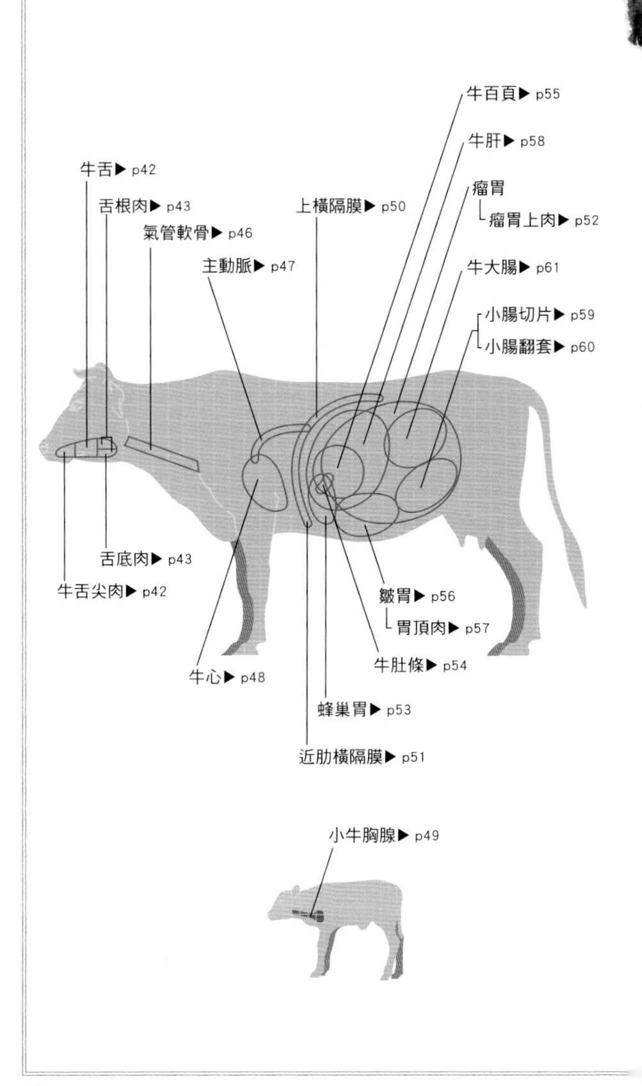
牛百頁▶ p55
牛肝▶ p58
牛舌▶ p42
瘤胃
瘤胃上肉▶ p52
舌根肉▶ p43
上橫隔膜▶ p50
氣管軟骨▶ p46
主動脈▶ p47
牛大腸▶ p61
小腸切片▶ p59
小腸翻套▶ p60
舌底肉▶ p43
牛舌尖肉▶ p42
皺胃▶ p56
胃頂肉▶ p57
牛肚條▶ p54
牛心▶ p48
蜂巢胃▶ p53
近肋橫隔膜▶ p51
小牛胸腺▶ p49

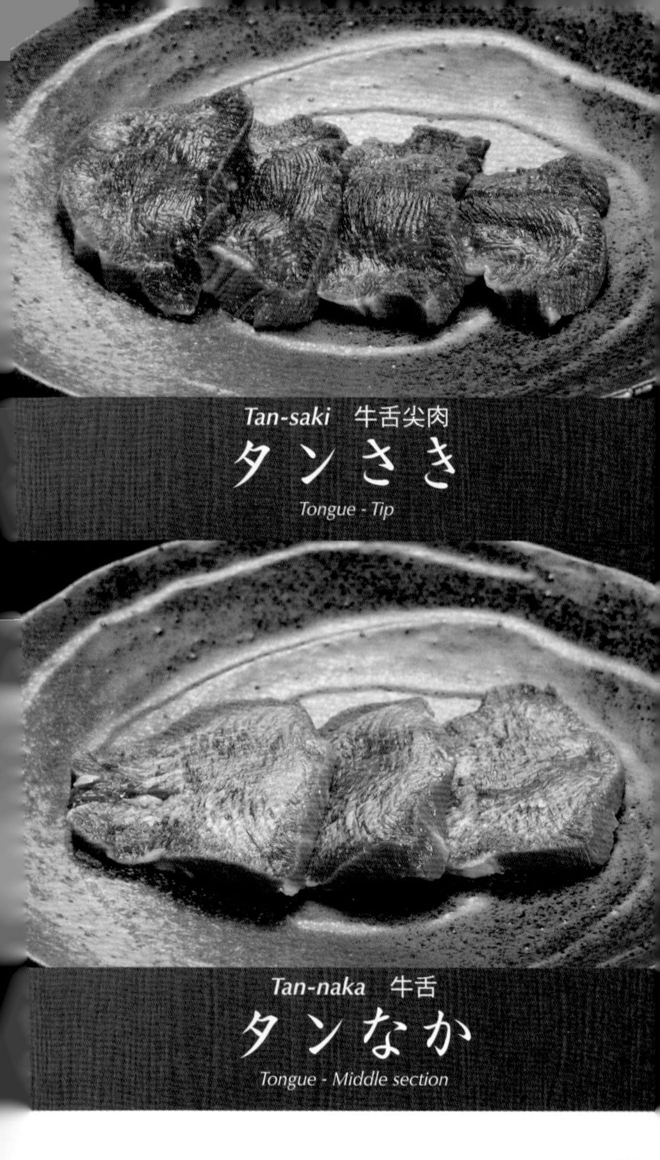
Tan-saki 牛舌尖肉
タンさき
Tongue - Tip
Tan-naka 牛舌
タンなか
Tongue - Middle section

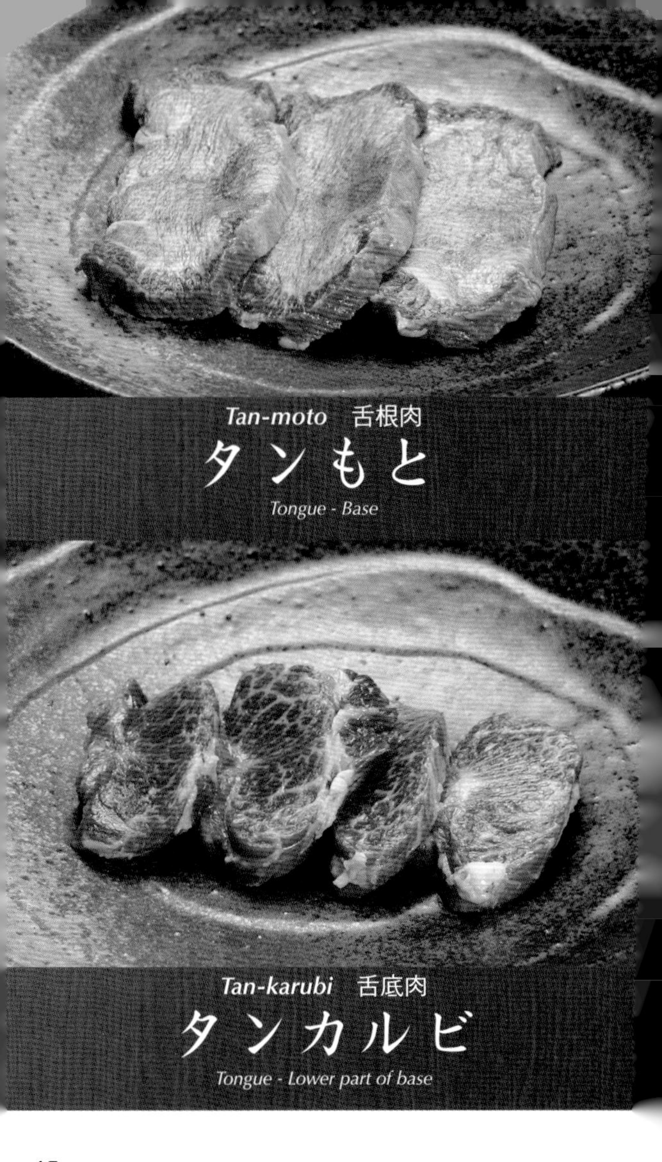
Tan-moto　舌根肉
タンもと
Tongue - Base
Tan-karubi　舌底肉
タンカルビ
Tongue - Lower part of base

【牛舌尖肉】

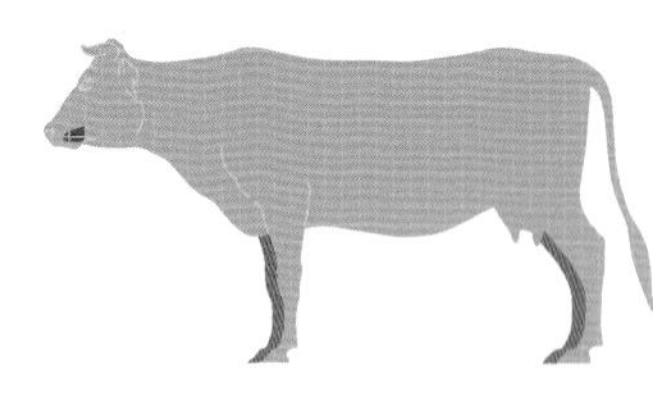

別稱

價格的參考

★☆☆☆☆

稀有度

★☆☆☆☆

【牛舌】

別稱

價格的參考

★☆☆☆☆

稀有度

★☆☆☆☆

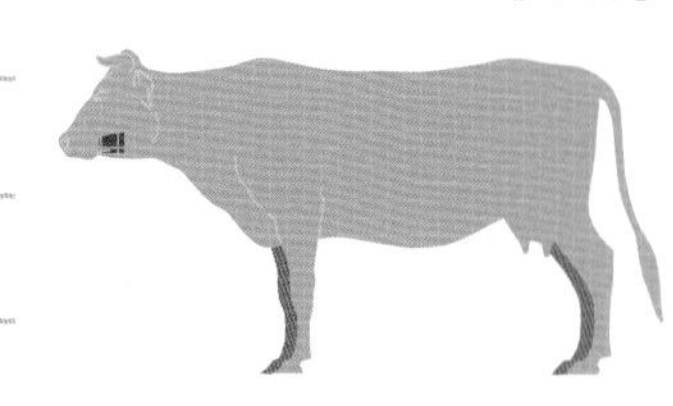

【舌根肉】

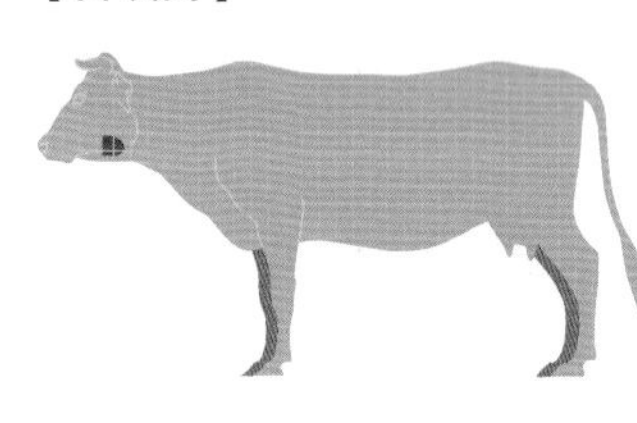

別稱

タンつら

價格的參考

★★☆☆☆

稀有度

★★☆☆☆

【舌底肉】

別稱

タンすじ

價格的參考

★★★★☆

稀有度

★★★★☆

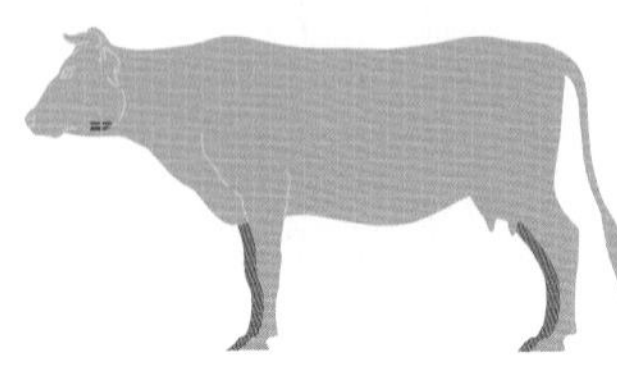

牛舌（舌頭）一般長約50公分，重達1.5到2公斤。就因為有這麼大，因此舌頭和舌根部，無論是外觀或味道都有很大的差異。整個牛舌肉質偏硬而多脂肪，富有彈性的口感也是老饕們的最愛。牛舌由前端起可分為牛舌尖肉、牛舌、舌根肉、舌底肉等四個部位，愈靠近根部肉質愈柔軟。大都經過川燙剝去皮後，再切成薄片供應。牛舌含有比牛肉更多的維他命A和鐵質、牛磺酸，可以作為精力的來源。

牛舌尖肉（42頁上圖）

是牛舌的前端。肉質硬，較適合燉煮的菜餚而非燒肉。

牛舌（42頁下圖）

牛舌的中央部位。比舌尖肉柔軟，既可做燉煮菜也可以用來燒烤。

舌根肉（43頁上圖）

牛舌根部上方。嚼感柔而有彈性，豐富的滋味滿溢口中。只要吃過一次，每個人都會上癮。

舌底肉（43頁下圖）

舌根的下方。是牛舌裡最稀有而且最高級的部位，最近人氣飆高。肉質不但具有嚼感，而且還兼具柔軟。愈嚼滋味愈加豐富。

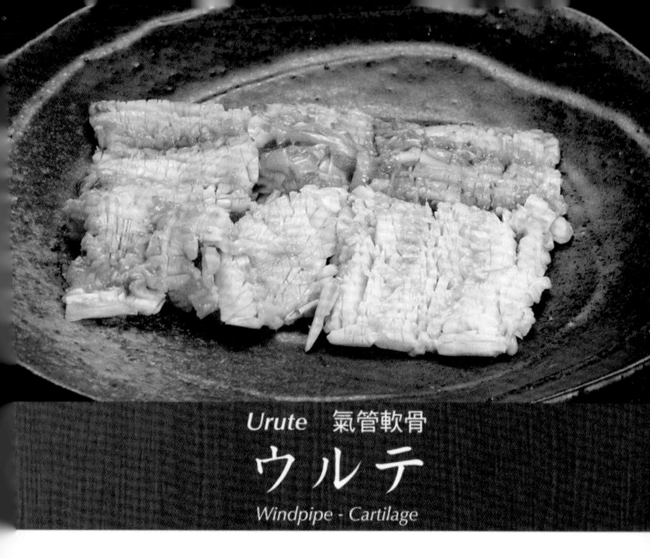

Urute　氣管軟骨

ウルテ

Windpipe - Cartilage

氣管軟骨指的是，直徑3到5公分左右的氣管內軟骨（日本也有人將此稱作食道軟骨）。由於直接燒烤後偏硬而難以咀嚼，因此在環切之後再用菜刀仔細敲打，再切入細細的刀口，經過處理之後每個人都極容易入口。

這部位最大的特徵不在味道而在於口感上，入口後咀嚼的感覺，就是清清脆脆富有彈性，咀嚼的感覺既好又不容易吃膩。經仔細燒烤後食用，此時依然有明確的嚼感。在口中反覆咀嚼之後，一股神妙美味便會湧入口中。

別稱

ふえガラミ、のどなんこつ

價格的參考

★☆☆☆☆

稀有度

★★☆☆☆

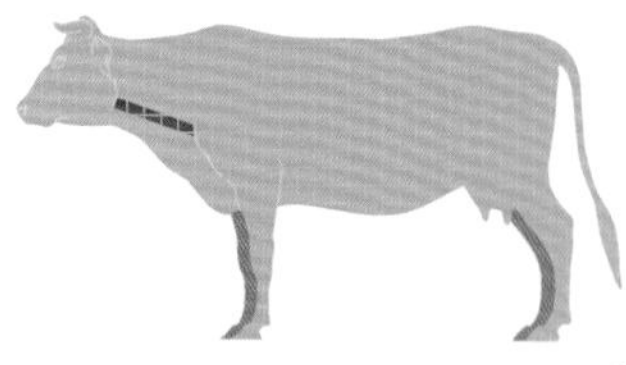

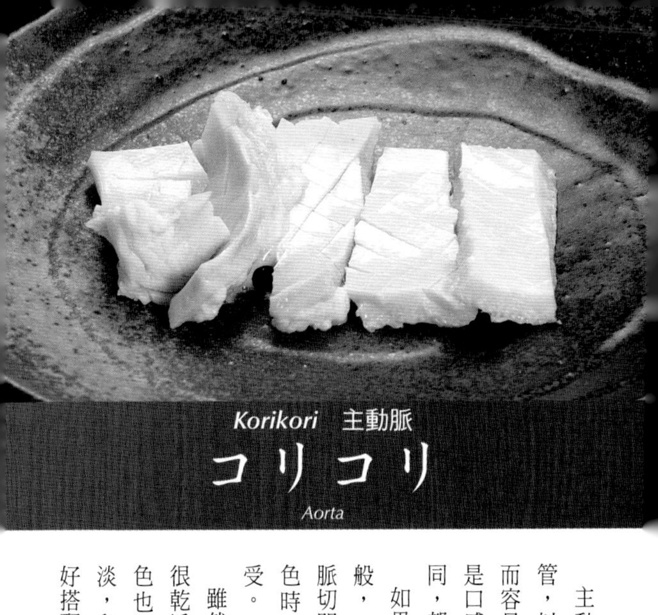

Korikori 主動脈

コリコリ

Aorta

主動脈指的是直接連接心臟的血管，以部位名稱而言，別稱的用法反而容易理解。但日文名稱直接反應的是口感，也就是和前頁的氣管軟骨相同，都在於享用口感而非味道。

如果直接吃的話，則就像是橡膠一般，一點都沒有清脆的感覺。將主動脈切開，下刀切出細紋再燒烤成金黃色時，則咀嚼時就會轉為清脆的感受。

雖然名稱是主動脈，但因為處理得很乾淨，因此完全沒有血的味道，顏色也像圖中一般呈現白色。味道清淡，和外觀差不多；少許的脂肪，正好搭配這清淡的感覺。

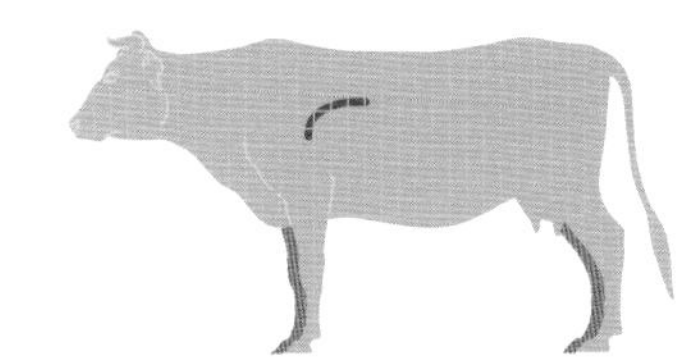

別稱

ハツもと、たけ

價格的參考

★☆☆☆☆

稀有度

★★☆☆☆

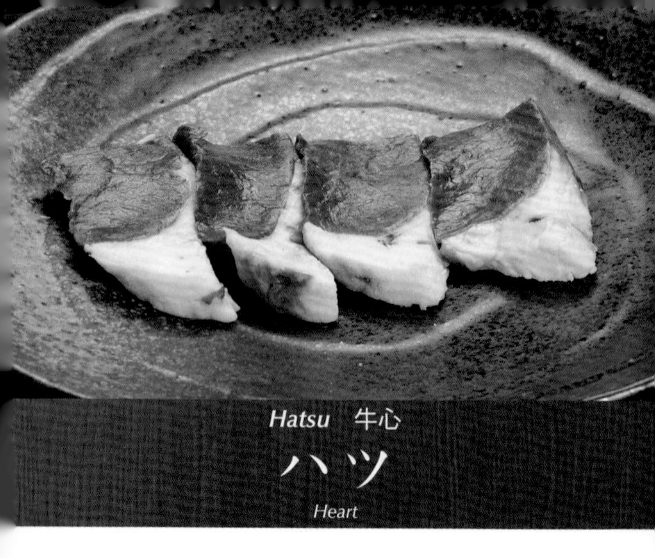

Hatsu 牛心

ハツ

Heart

一般常見到像是牛肝般的牛心，但在品質上，則以上圖中美麗的紅肉外圍有純白脂肪層的牛心為最高等級。

由於筋纖維細，入口很容易咀嚼，嚼感也清脆柔嫩。牛心本身沒有脂肪也沒什麼氣味，味道清淡因此不分老少都愛吃，但其實牛心是擁有美味和紮實口感的。

牛心富含維他命B1、B2、E，以及蛋白質和牛磺酸、鐵質等。除了對睡眠障礙和手腳冰冷等具有改善的效果之外，也利於美容而廣受女性的喜愛。

別稱

やさき、こころ

價格的參考

★☆☆☆☆

稀有度

★☆☆☆☆

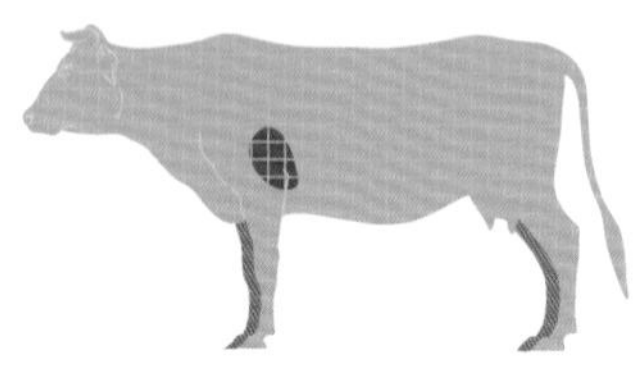

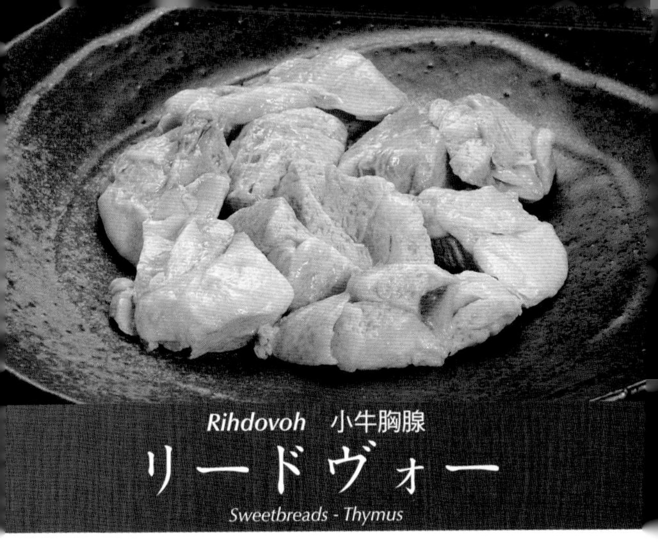

Rihdovoh　小牛胸腺

リードヴォー

Sweetbreads - Thymus

日語中的別稱，是來自於表示「仔牛的胸腺、胰臟」一詞的Sweetbread。而日文的正式名稱（法文Ris deveau），則指的是小牛的胸腺（只在喝奶時需要的器官，長大後即會消失），而且嚴格說僅指還未斷奶的仔牛（只靠牛奶成長的小牛，或是過了斷奶期仍只以牛奶為唯一食物的小牛）的胸腺。胰臟和胸腺其實是不同的器官，但語源的英語卻同時有胸腺的意思。

帶有些微的奶香，同時有著極為濃郁肥美，以及高雅的脂肪。燒烤到外表酥脆而內部鬆軟最是恰到好處。

別稱

シビレ

價格的參考

★★★☆☆

稀有度

★★★★☆

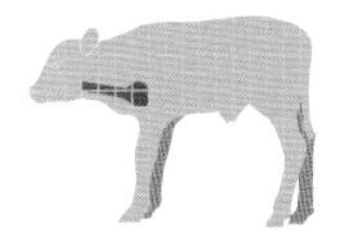

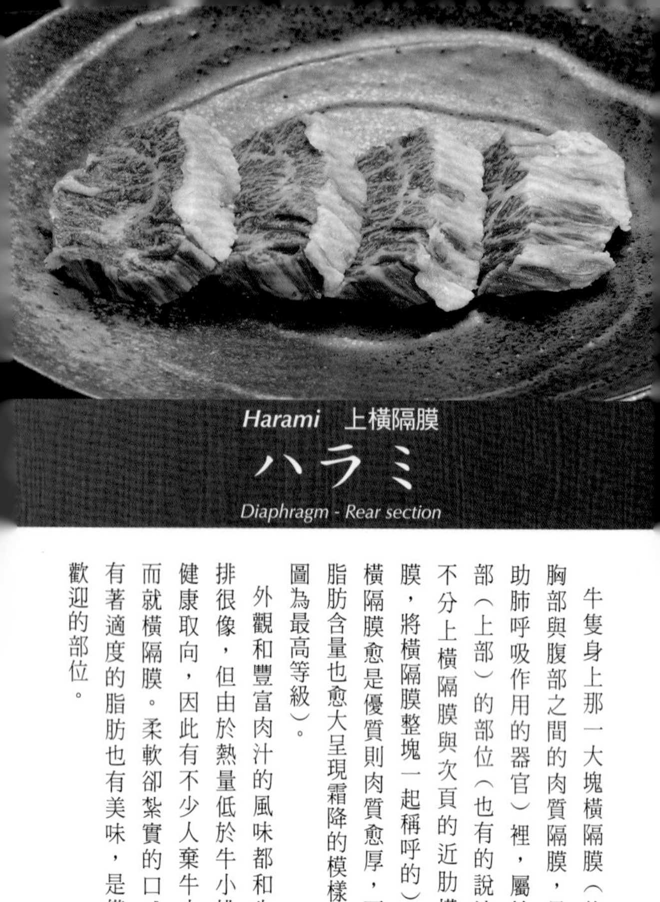

Harami　上橫隔膜

ハラミ

Diaphragm - Rear section

牛隻身上那一大塊橫隔膜（位於胸部與腹部之間的肉質隔膜，是幫助肺呼吸作用的器官）裡，屬於背部（上部）的部位（也有的說法是不分上橫隔膜與次頁的近肋橫隔膜，將橫隔膜整塊一起稱呼的）。上橫隔膜愈是優質則肉質愈厚，而且脂肪含量也愈大呈現霜降的模樣（上圖為最高等級）。

外觀和豐富肉汁的風味都和牛小排很像，但由於熱量低於牛小排的健康取向，因此有不少人棄牛小排而就橫隔膜。柔軟卻紮實的口感，有著適度的脂肪也有美味，是備受歡迎的部位。

別稱

價格的參考

★★★☆☆

稀有度

★★☆☆☆

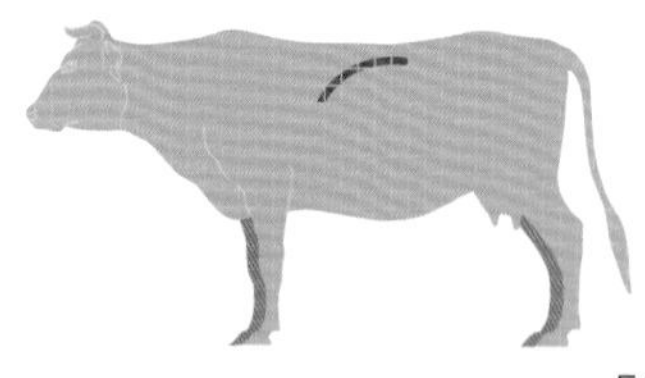

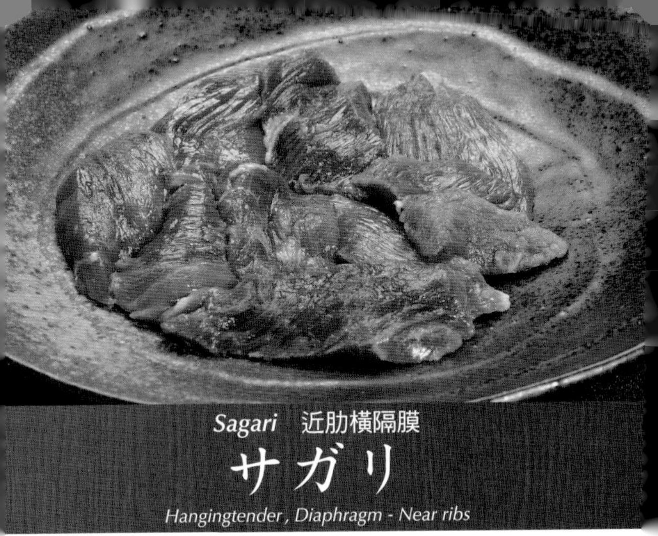

Sagari 近肋橫隔膜

サガリ

Hangingtender, Diaphragm - Near ribs

指的是橫隔膜裡靠肋骨（下部）的部位。就像英文名稱的 Hanging（下垂）意思一般，橫隔膜的下部在牛體中呈現出下垂的模樣，因此才有日文的這個名稱。

此外，英文名稱裡的 tender，也和牛肉裡的腓力（英文名 Tenderloin）的 tender 相通；和腓力一樣沒有特殊味道，帶有些許甘甜，而且非常地 tender（柔軟），入口感覺極好。最近，此部位和上橫隔膜的人氣都急劇升高，但這部位的量比上橫隔膜少得多。如果在菜單上看到這名稱就趕快點用，不必猶豫。

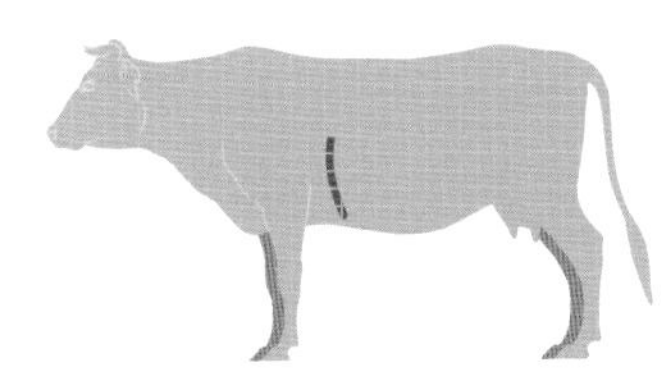

別稱

ハラミ

價格的參考

★★☆☆☆

稀有度

★★★☆☆

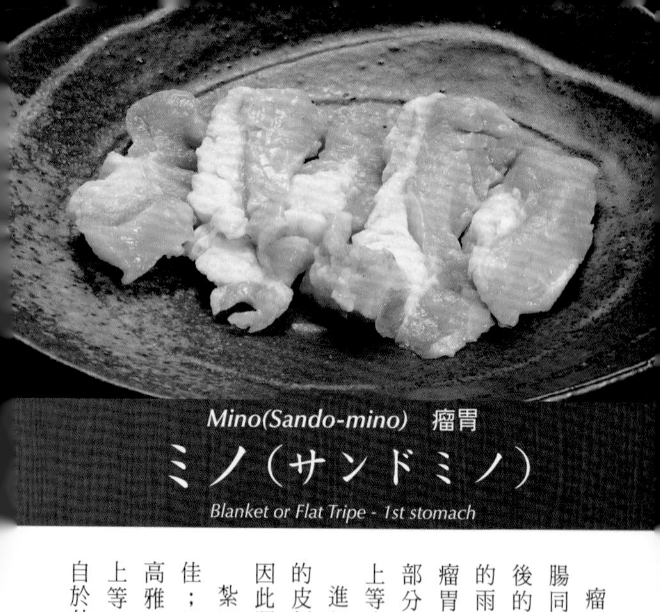

Mino(Sando-mino)　瘤胃

ミノ（サンドミノ）

Blanket or Flat Tripe - 1st stomach

瘤胃（第一胃）是烤肉裡和大小腸同為最受歡迎的部位。由於切開後的樣子像是蓑衣（用茅草等編織的雨衣），因此有了這個日文名稱。瘤胃的肉生成狀態像是手掌，薄的部分叫作瘤胃，而厚的部位便稱為上等瘤胃。

進行處理時，必須先將密生絨毛的皮剝除，而且直接食用時會太硬，因此還需下刀切幾刀。

紮實的肉質帶來的強韌嚼感極佳；讓人連想到干貝的淡淡甘甜和高雅的味道，正是內臟之王。至於上等瘤胃的日文名稱上ミノ，則來自於外觀像是夾著脂肪的感覺。

別稱

上ミノ

價格的參考

★★☆☆☆

稀有度

★★☆☆☆

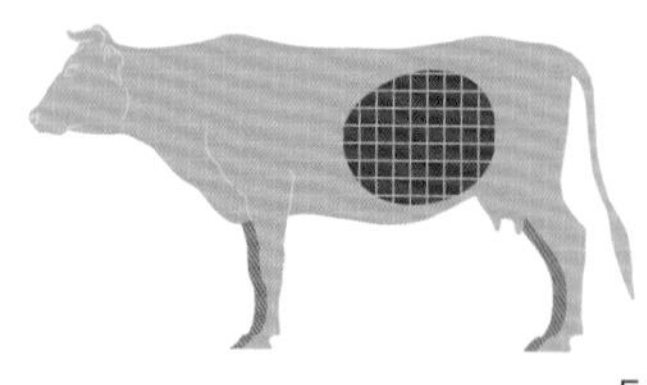

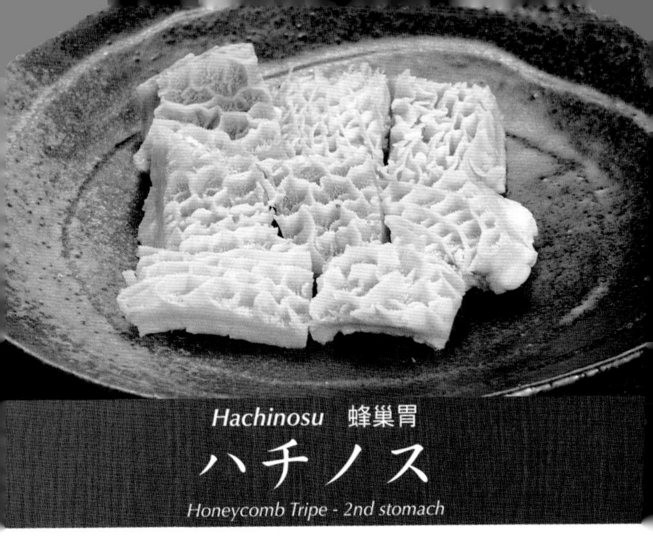

Hachinosu　蜂巢胃

ハチノス

Honeycomb Tripe - 2nd stomach

第二胃。只要看到這樣子，每個人都知道蜂巢的名稱從何而來，因為像是蜂巢而得名的。事前的處理必須用酒和香草以中火長時間燉煮，費時且費工，但在四個胃裡，蜂巢胃吃起來最是清爽易於食用，而且有獨特的嚼感。彈性和軟脆感合而為一的口感，在久煮之後仍然存在，因此除了義大利菜的燉牛肚之外，也經常成為法國菜和中國菜的食材。

除了特殊的口感之外，咀嚼之下更會滲出甜美的滋味。就像是富含的礦物質和各種膠原蛋白，都同時滲進了全身細胞一樣。

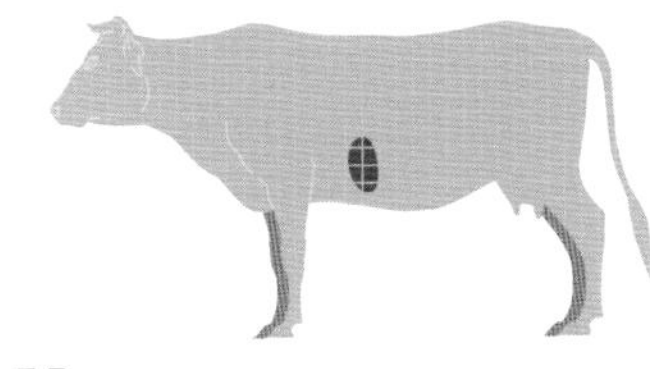

別稱

價格的參考

★★☆☆☆

稀有度

★☆☆☆☆

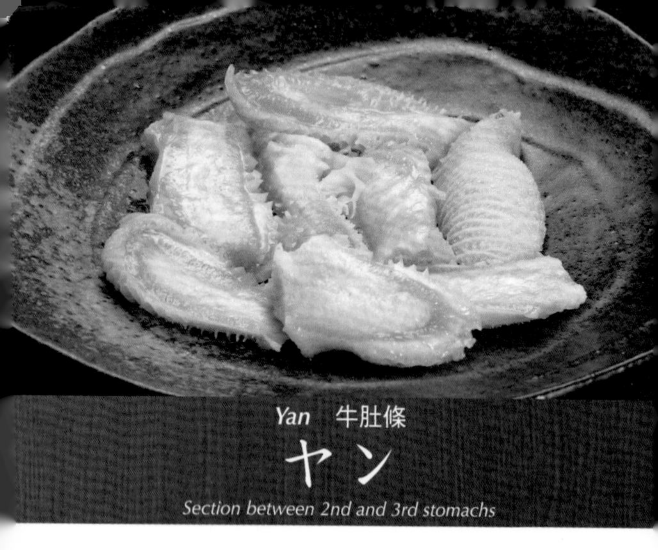

Yan 牛肚條

ヤン

Section between 2nd and 3rd stomachs

蜂巢胃和第三胃牛百頁的連結部位，會在蜂巢胃頂端形成瘤狀。一般而言，一頭牛約只能取得數百克。和牛百頁相同，外面都覆著一層黑色的皮，把這層皮清乾淨後下鍋川燙。

這部位富有彈性而獨特的嚼感備受喜愛，含有厚厚的脂肪，味道略帶甘甜，也沒有其他特殊的味道。

燒烤時烤到表面酥脆時，才能帶出牛肚條獨特的味道。但要注意別烤過頭了，烤過頭後還會風味減半。烤到表面不會太乾，而且有著脆脆的感覺時最適當。不過火候拿捏有些困難。

別稱

- - - - - -

價格的參考

★★☆☆☆

稀有度

★★★★☆

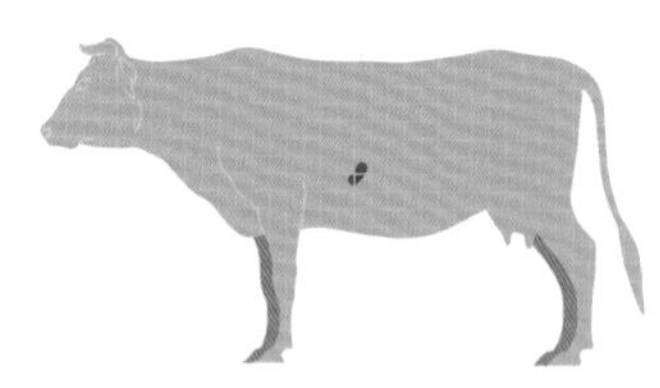

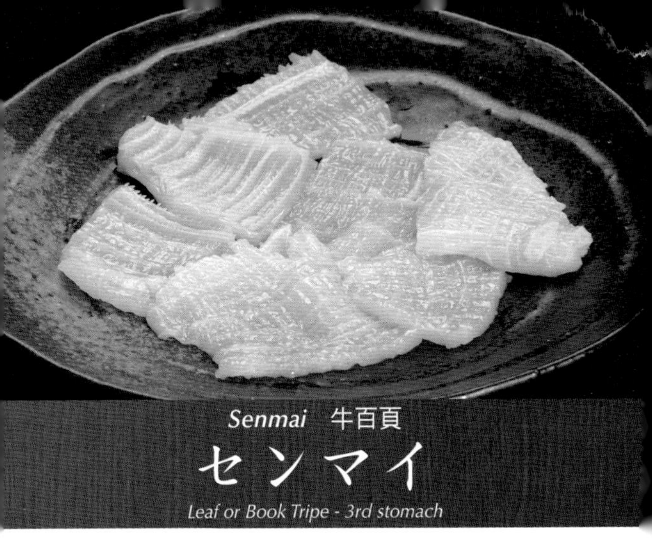

Senmai 牛百頁

センマイ

Leaf or Book Tripe - 3rd stomach

第三胃。原來的外觀像是有一千張小小皺折一般，因此有日文「千枚」的名稱。在剝掉外層的黑皮後下鍋川燙，再用冰水沖洗以去除臭味，和蜂巢胃一樣費時費工。不過這美麗的純白色，是一絲不苟地做好處理之後才會出現的。有突起的前端部分作生食用，肉厚的部分則作為燒烤用。

清脆爽口的嚼感令人愉悅，而這特有的嚼感，則無論燒烤或生食都吃得到。因為脂肪少而鐵質、鋅含量豐富，因此更是推薦給有貧血的人食用。

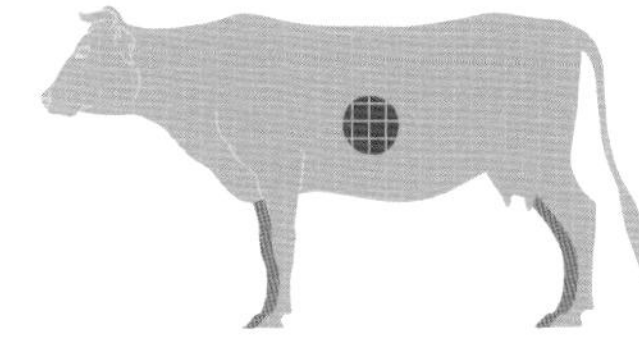

別稱

價格的參考

★★☆☆☆

稀有度

★☆☆☆☆

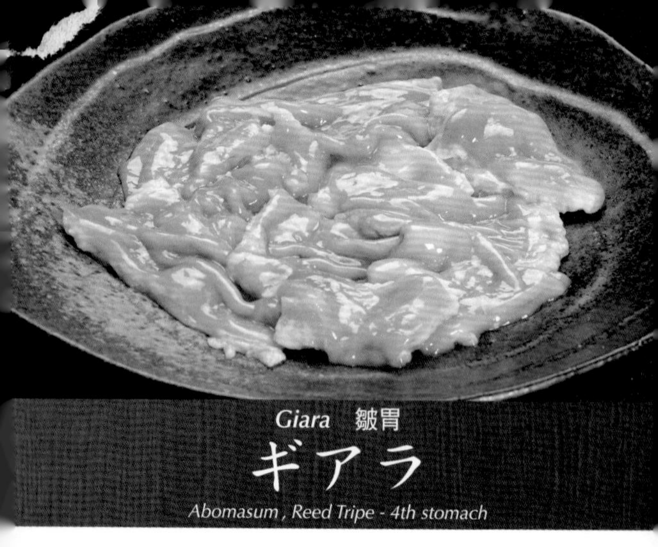

Giara 皺胃

ギアラ

Abomasum , Reed Tripe - 4th stomach

第四胃（在生物學上，牛的四個胃裡，唯一有胃功能的就是這第四個胃）。

將表面的黏液清乾淨之後，便可以增加風味，而且口感也會更好。由於肉質較硬，因此在背後應先多切幾刀，才能易於食用而且容易烤透。

整體上有豐富的脂肪，而且入口有Q彈口感。這種嚼感加上淡淡的甘甜，搭配鹽梅最為對味。一般而言，皺胃分為上部肉厚脂多的部分=胃頂肉，以及非該部分的皺胃等二種。別稱是來自於英文的Abomasum。

別稱

赤センマイ、アボミ

價格的參考

★★☆☆☆

稀有度

★☆☆☆☆

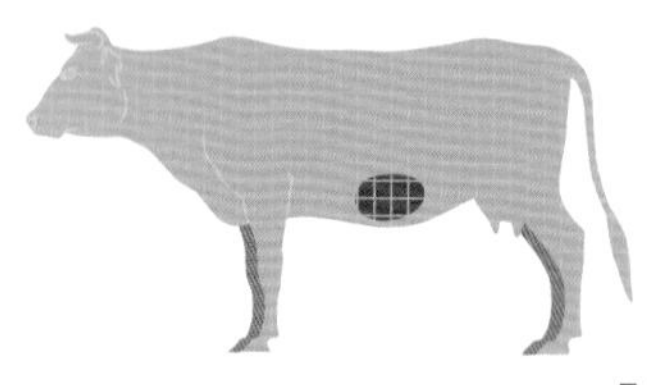

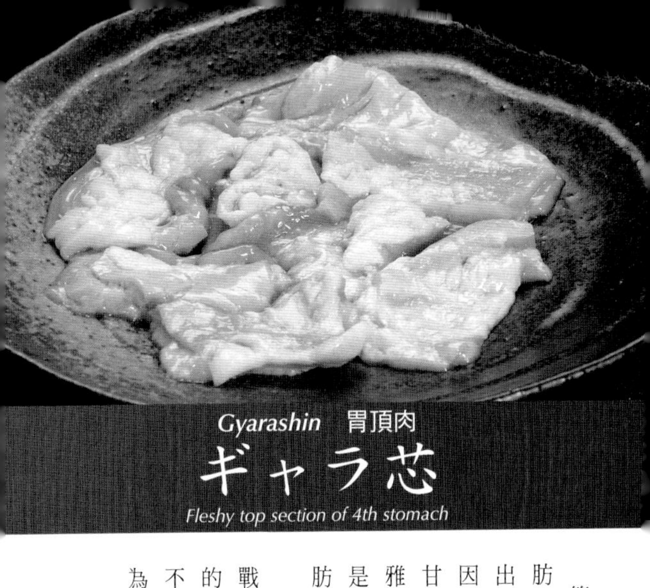

Gyarashin 胃頂肉

ギャラ芯

Fleshy top section of 4th stomach

第四胃＝皺胃的上部，是肉厚而脂肪多的部位。上圖中便可以一眼看出，脂肪比皺胃更豐富。味道濃郁因此也適合作為燉煮食材，但肉質甘甜且沒有異味，甚至可以稱為高雅。燒烤到通透之後，邊吃邊滴油是胃頂肉老饕的吃法。富含優質脂肪，嚼著當中肉汁便會滿溢口中。

日文名稱的來源，據說是二次大戰結束後，在美軍基地等單位工作的人，領取牛內臟作為報酬。後來不知何時開始，這牛的第四胃就成為這個名稱了。

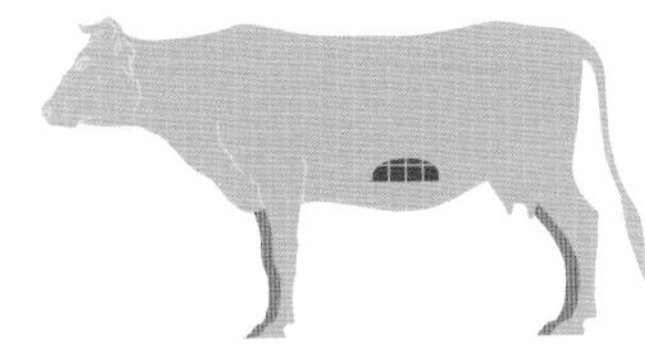

別稱

價格的參考

★★★☆☆

稀有度

★★☆☆☆

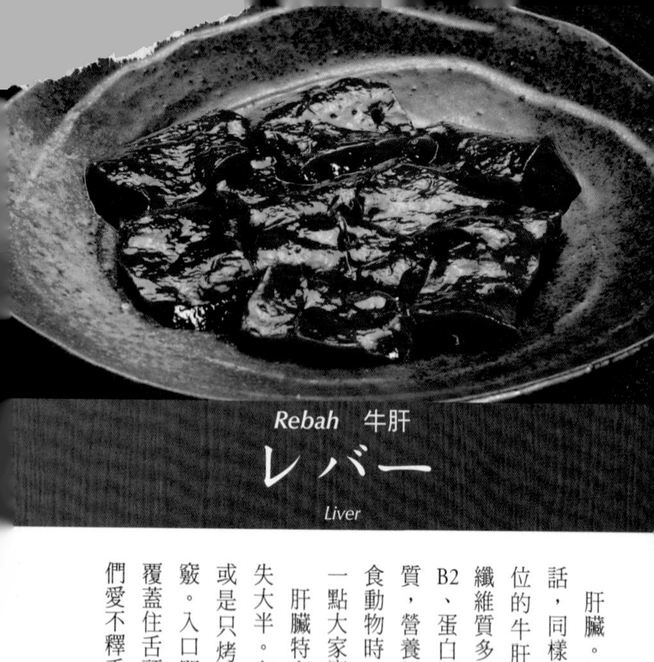

Rebah 牛肝

レバー

Liver

肝臟。如果上等瘤胃是內臟之王的話，同樣在內臟界裡有著難以動搖地位的牛肝，就可以稱為是皇帝了。纖維質多，而且除了維他命A、B1、B2、蛋白質之外，也富含鐵質等礦物質，營養價值極高。肉食動物捕獲草食動物時，第一個吃的就是肝臟，這一點大家應該都知道才對。

肝臟特有的臭味，一旦燒烤便會消失大半。在燒烤時只需輕微烤一下，或是只烤單面，這些便是美味的訣竅。入口即化的感覺，像是生巧克力覆蓋住舌頭的甘甜和美味，便是老饕們愛不釋手的牛肝好滋味。

別稱

きも

價格的參考

★☆☆☆☆

稀有度

★☆☆☆☆

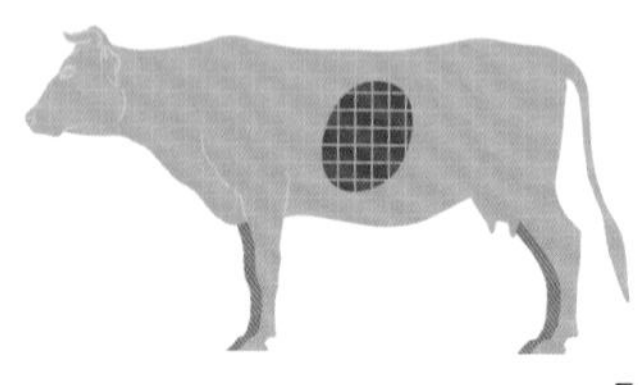

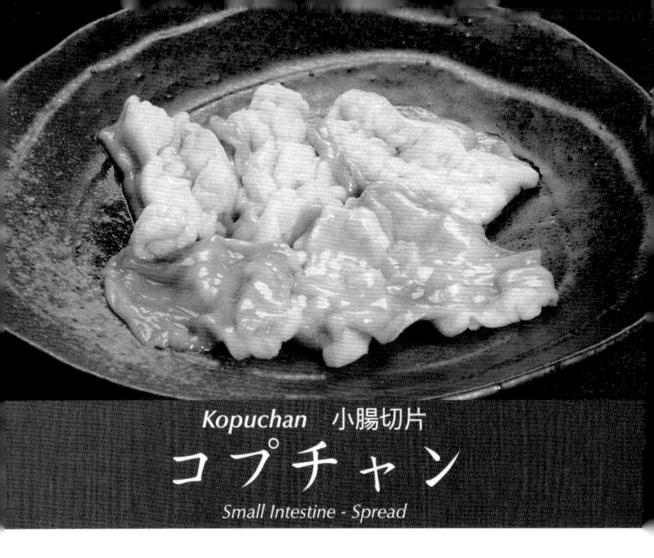

Kopuchan　小腸切片

コプチャン

Small Intestine - Spread

切開的小腸名稱。也有人將牛內臟或是牛腸統一作此稱呼。肉質比大腸細而薄。

豐富脂肪的甘甜，以及薄而紮實的肉質產生的嚼感極佳；最近尤其以脂肪多的受到歡迎。相對地，也有覺得紮實的口感，「像是橡膠一樣韌得嚼不動」而不愛吃的人。

膠原蛋白多且是高蛋白、低熱量，最適合作為美容食品。脂肪比大腸更加甘甜，燒烤時和燉煮之後同樣有嚼感。

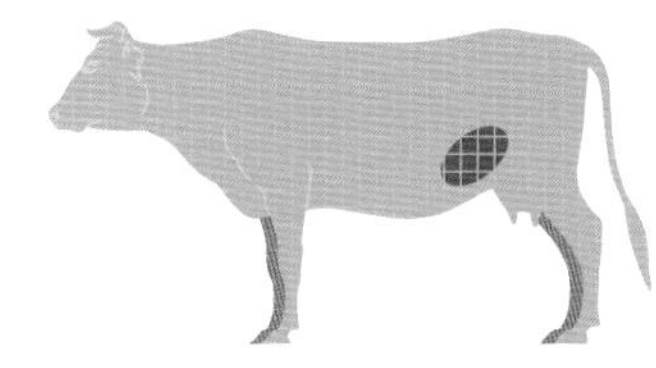

別稱

コテッチャン、ソッチャン

價格的參考

★☆☆☆☆

稀有度

★☆☆☆☆

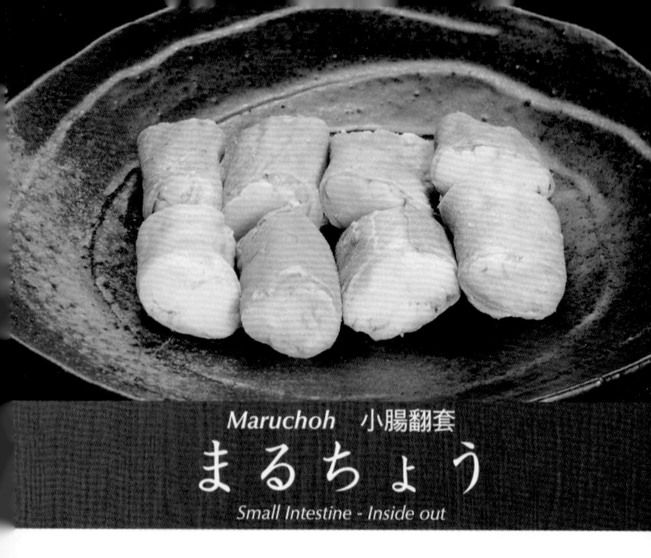

Maruchoh　小腸翻套

まるちょう

Small Intestine - Inside out

將脂肪量多的和牛小腸維持筒狀不切開，再將內側翻到外側而成。翻套之後要仔細地水洗，再用大量的水川燙15至20分鐘，到完全煮透為止。再切成適口大小，便是上圖中的小腸翻套模樣。

由於翻套的緣故，外側的脂肪被包覆在內側，便產生了獨特的口感和味道。除了嚼感QQ的腸壁之外，剩下來的幾乎都是脂肪，而脂肪的甜美便是特色。用遠火慢慢燒烤，最能烤出原有的美味。富含膠原蛋白，是美膚的好幫手。

別稱

價格的參考

★★☆☆☆

稀有度

★★★☆☆

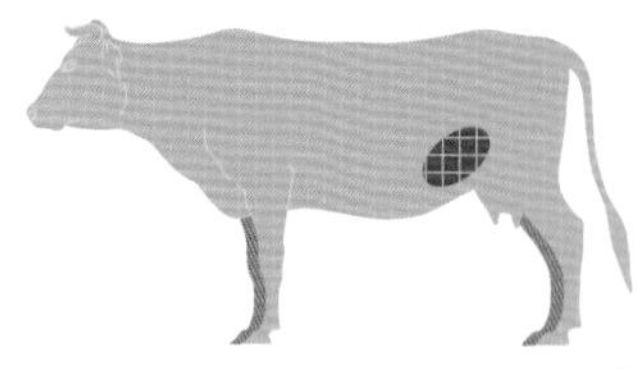

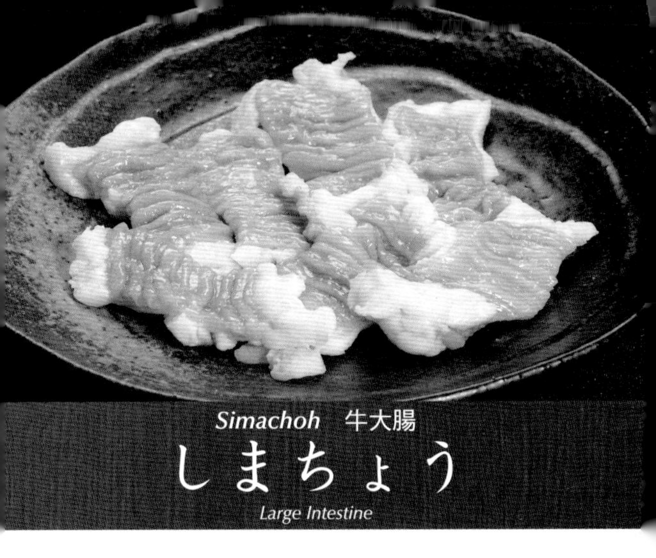

Simachoh 牛大腸

しまちょう

Large Intestine

大腸裡尤其柔軟，而且脂肪呈現條斑狀的稀有而優質（上圖）的部位（也有人稱整體大腸為此名）。日文的名稱便是形容這條斑狀的腸子而來。

肉質比小腸切片厚而稍硬，脂肪也較少（但仍然有很多脂肪），因此切的略大一些。Q彈的嚼感加上濃郁甘甜的脂肪，愈嚼愈有滋味。脂肪濃郁但卻十分清爽，而且燒烤時可以按照個人喜好來調節烤輕一些或烤透一些，味道和熱量都可以自行調整。

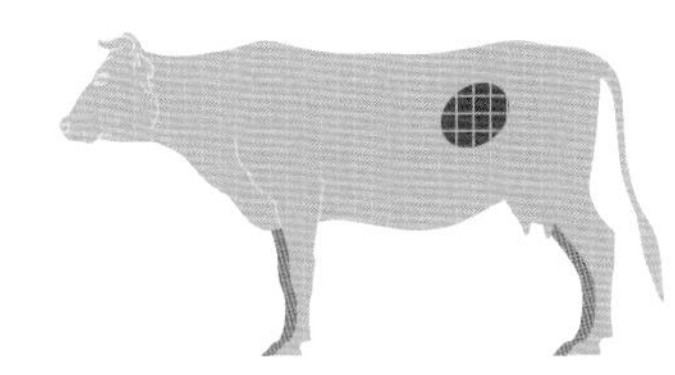

別稱

テッチャン、ホルモン

價格的參考

★☆☆☆☆

稀有度

★☆☆☆☆

牛的基礎知識3

◎「和牛」分為4種

所謂的「和牛」，指的是在明治之後，日本原有種的牛和外國牛交配，並反覆進行改良之後培育出來的日本原生肉用種。依據日本農林水產省的分類，認定為「和牛」的共有黑毛和種、褐毛和種、日本短角種、無角和種等4種。

①**黑毛和種**　將近畿地方、中國地方的役用牛，和達旺種（英國）、西門塔耳種（瑞士）等各種品種的外國牛進行交配後完成的，毛色和角色都是黑色。脂肪滲進瘦肉裡的肉質風味極佳，在「和牛」裡飼養數量最多。日本全國知名的但馬牛、神戶牛（兵庫縣產B4等級以上的但馬牛）、松阪牛、近江牛等，都是這個品種。

②**褐毛和種**　紅褐色或黃褐色毛的大型牛。共有熊本系和高知系二種，熊本系以阿蘇周邊放牧的風景聞名。二種都是原種牛和朝鮮牛、西門塔耳種交配而成。性情溫和。脂肪少而瘦肉多。

③**日本短角種**　使用古來就作為役用牛的南部牛，與短角種（英國）交配。毛色是大片的褐色，主要在東北地方和北海道飼養；成長快而溫和的性情適合放牧。肉質為瘦肉多而柔嫩。

④**無角和種**　大正時代時以山口縣的原種牛和亞伯丁安格斯種（英國）交配而成。此牛就像名稱般沒有角，毛色為黑色，瘦肉較多。飼養數少。

豚肉〈豬肉〉

Butaniku(Shoniku)

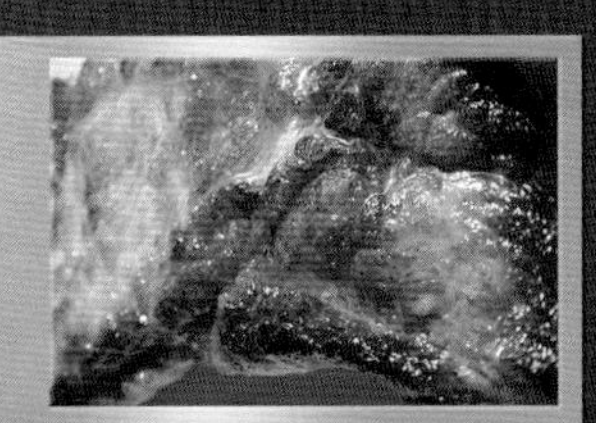

◎這塊肉是哪裡的肉？

豬肉的主要部位，可以分為以下7種（根據東京都中央拍賣市場食肉市場，食肉零售品質基準）。

①**肩肉**　左圖的左端，L字形的部分。又稱為前腿，是經常運動的部位，多瘦肉。

②**肩胛肉（豬梅花肉）**　左圖中肩肉上方的褐色部位。肉的紋理細致，具有豬肉特有的甘美味道。

③**里肌肉（豬里肌）**　紋理更加細致，柔嫩。

④**腓力（豬小里肌）**　脂肪少而柔嫩，1頭豬能取下少量的稀少部位。

⑤**五花肉**　肩五花肉（在五花肉前方的肉）和五花肉的總稱。

⑥**後腿肉（豬腿肉）**　指左圖中豬腿肉的下半部，近腰臀肉及和尚頭的部位。是最有代表性的瘦肉部位。

⑦**鵝頸肉**　指左圖中豬腿肉的上半部。肉質稍硬但十分清爽的瘦肉。

和牛隻相較之下，豬隻個頭較小，各部位品質也都比較平均，因此沒有牛肉那麼多的分類。吃豬肉吃的是肉的品質，而不是不同的味道。

◎豬肉的分級其實很單純

豬肉也分等級的。大致上的區分方式，是由屠體的重量和背脂肪的厚度、外觀、肉質等來判斷，共分為5個等級，分別為極上、上、中、普、等外。

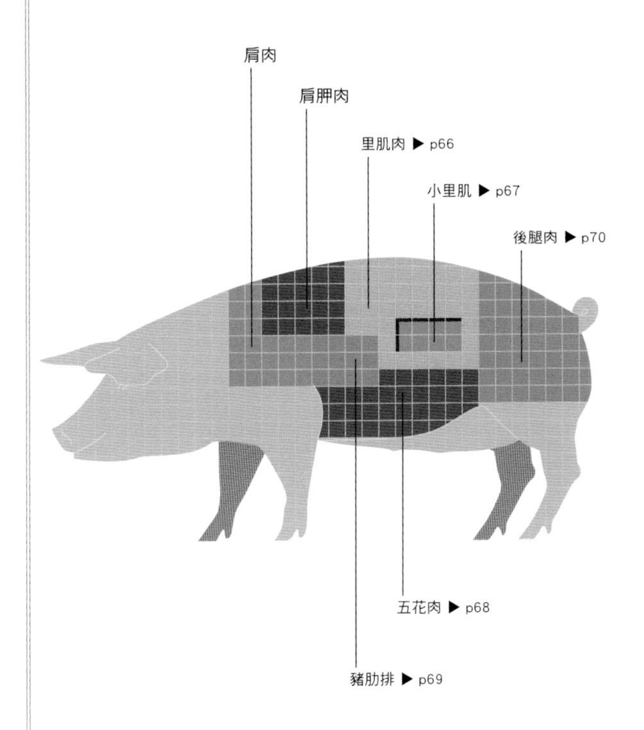
肩肉
肩胛肉
里肌肉 ▶ p66
小里肌 ▶ p67
後腿肉 ▶ p70
五花肉 ▶ p68
豬肋排 ▶ p69

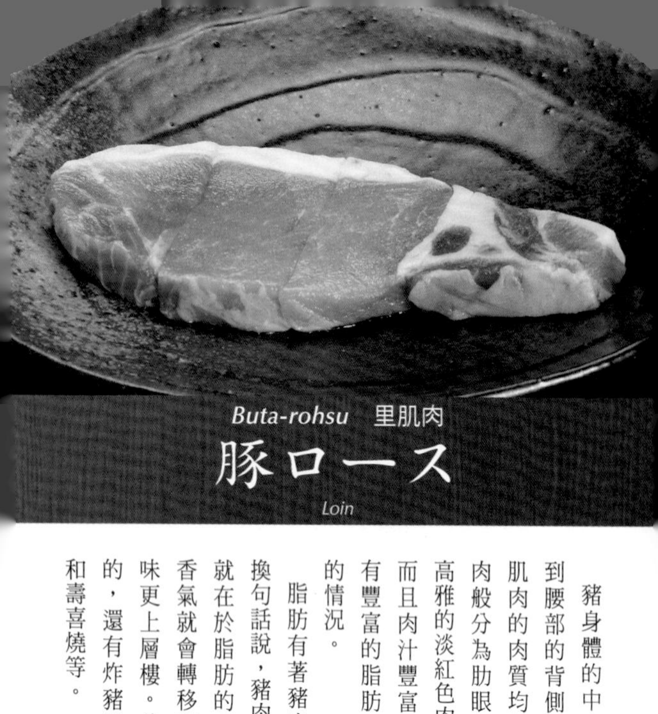

Buta-rohsu　里肌肉

豚ロース

Loin

豬身體的中央部位，由兩肩後部到腰部的背側肉稱為里肌肉。豬里肌肉的肉質均勻，因此不需要像牛肉般分為肋眼和西冷等不同名稱。高雅的淡紅色肉，紋理細致而柔嫩，而且肉汁豐富。外側（上面）整體有豐富的脂肪，有時也會出現霜降的情況。

脂肪有著豬肉特有的清爽香氣；換句話說，豬肉是否美味的分水嶺，就在於脂肪的香氣。只要一加熱，香氣就會轉移到肉上去，整體上風味更上層樓。此外，使用這個部位的，還有炸豬排、烤豬肉、鐵板燒和壽喜燒等。

別稱

價格的參考

★★☆☆☆

稀有度

★★★☆☆

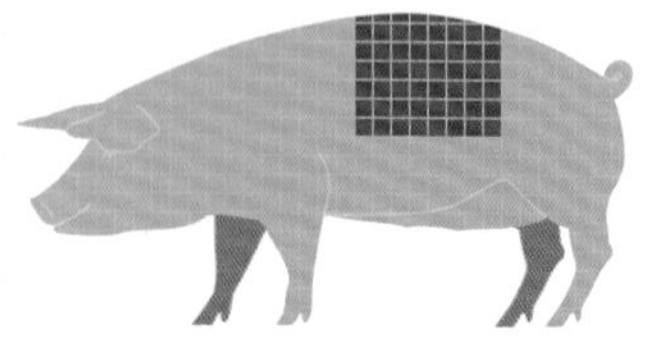

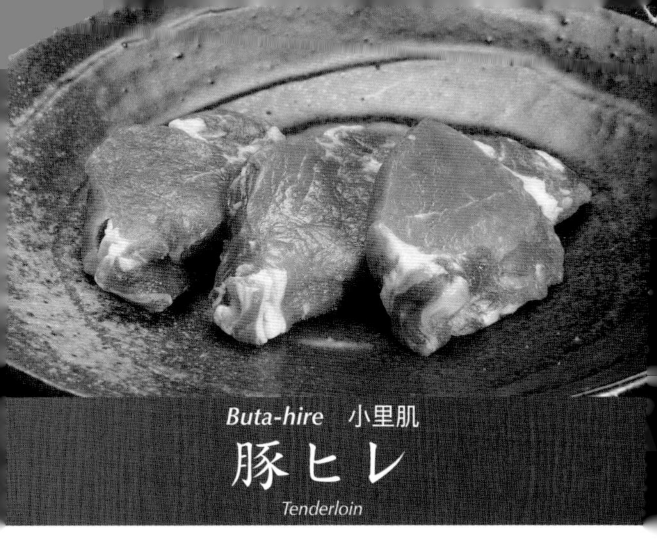

Buta-hire　小里肌

豚ヒレ

Tenderloin

小里肌一般而言在一頭豬上只能取得約1公斤，是稀有的部位。位於里肌肉的內側，外觀像是將粗細二條肉束起來的感覺，沿著腰椎左右各有1條。由於是運動量最少的部位，肉質軟嫩而紋理細致，脂肪只有里肌肉的不到五分之一。

也因為脂肪量少，美味和香氣的部分略遜一籌。但即便如此，那頂級的紋理和軟嫩，以及高雅的清爽感仍然傲視群倫。再加上稀有度較高，更是受到日本人的喜愛。

烤豬肉、叉燒肉、煎豬排等利用方式多元，但最常見也最美味的仍屬炸豬排。

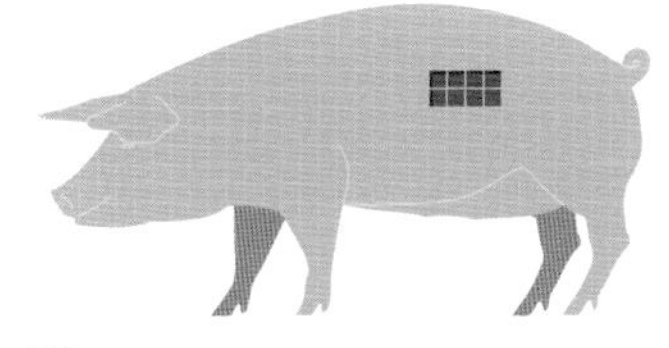

別稱

價格的參考

★★✯☆☆

稀有度

★★★✯☆

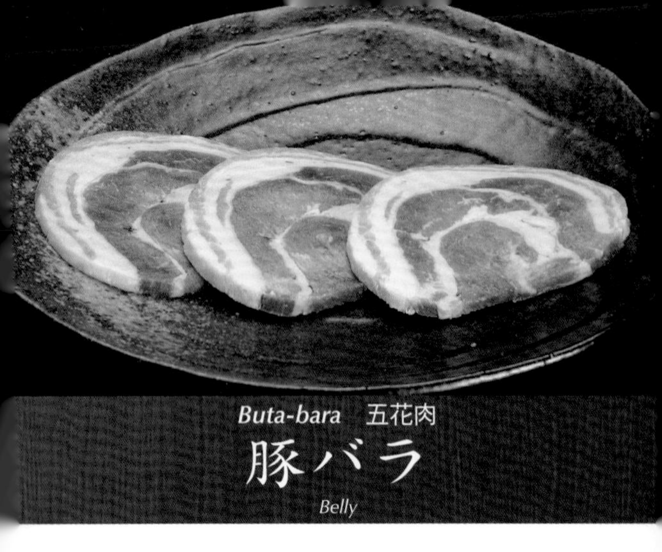

Buta-bara 五花肉

豚バラ

Belly

豬身體的中央部位，相對於背側的里肌肉，腹側在肋骨旁的肉便是五花肉。因為脂肪和肉層疊三層，因此又名為三層肉。一般以脂肪和瘦肉分配均勻的為優質。

圖片裡的這一道，是為了增進味道和均衡感，將瘦肉和脂肪疊起來後像卷壽司般地捲起，再切成口感適度的厚度而成。斷面的模樣和大卷、金太郎糖是相同的道理，烤後脂肪的香氣包裹住美味的瘦肉，味道更上層樓。

由於愈燉愈柔軟，因此也常用在紅燒肉和焗豬肉等菜色上。

別稱

三枚肉

價格的參考

★⯪☆☆☆

稀有度

★★⯪☆☆

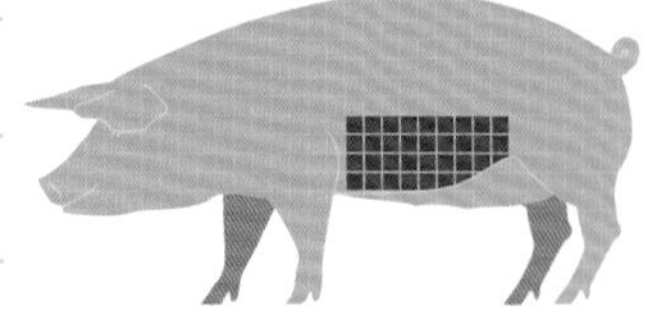

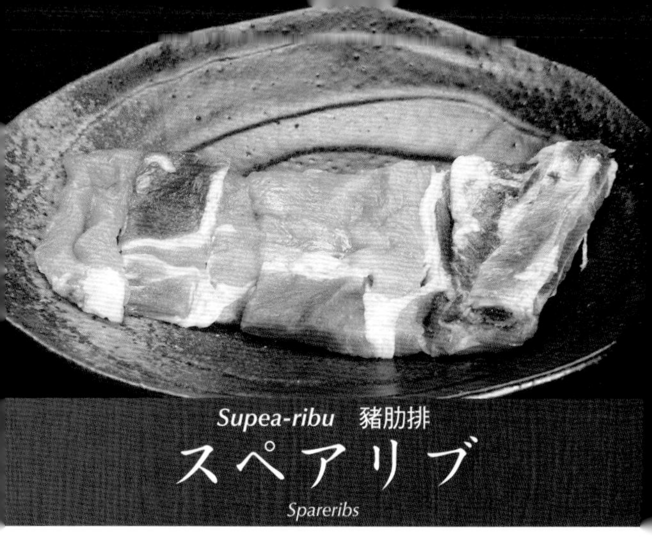

Supea-ribu 豬肋排

スペアリブ

Spareribs

英語的原意，指的就是豬肋骨。日本的料理界稱此部位為「厚切的帶骨五花肉」，由此圖中便可以理解。五花肉有著大量豬肉特有、香氣濃郁的脂肪，是和里肌肉一樣受到喜愛的部位。再加上如果又是大大一塊的帶骨肉，那就只有用手一把抓住，放入口中大嚼的美味吃法了。肉是熱的，滴下的脂肪甘美，吃著吃著手和嘴巴都沾滿肉汁時，就更加幸福美滿了。

在豬排正宗的美國國內，據說烤肉時會用上長40公分，重達1公斤的豬肋排呢。美國人的大口吃肉還真令人驚訝。

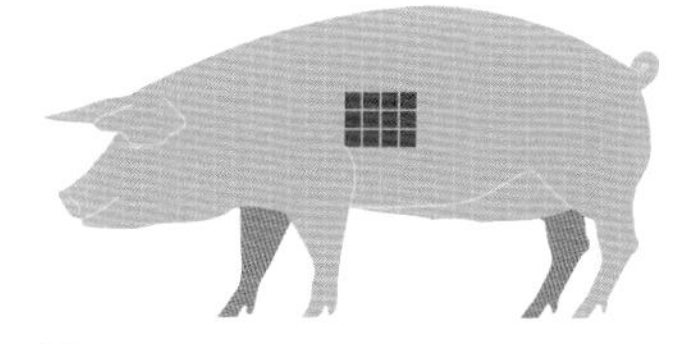

別稱

價格的參考

★☆☆☆☆（2.5星中之1.5）

稀有度

★★☆☆☆（2.5）

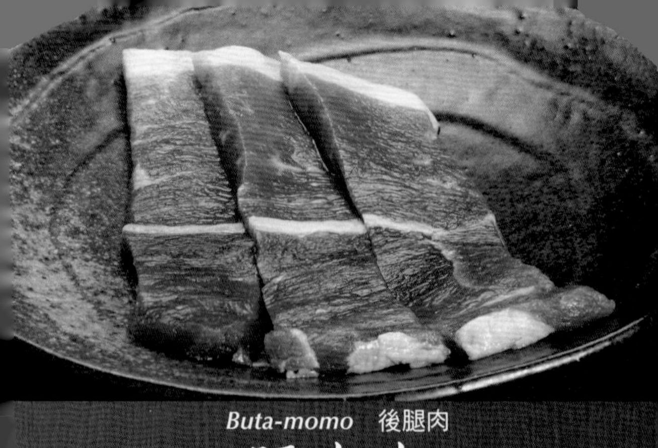

Buta-momo　後腿肉

豚もも

Leg

後腿鼠蹊部上方，有無數肌肉集中的部位。以牛肉而言，就包含了鵝頸肉（靠近臀部的腿肉）、近腰臀肉（靠近腳部的腿肉），以及和尚頭（近腰臀肉的下半部）等的部位。

後腿肉是最具代表性的瘦肉，脂肪極少。肉色偏淡，整體上紋理較粗，但也有紋理細致的柔軟部位。一般而言，顏色愈淡的部分愈嫩。

味道上十分具有「肉的原味」，入口後卻又清爽而輕盈，具有適合每個人食用的優點。適合作為烤豬肉、燒烤、絞肉料理等各種不同的調理方式。也是無骨洋火腿的原料。

別稱

價格的參考

★☆☆☆☆

稀有度

★☆☆☆☆

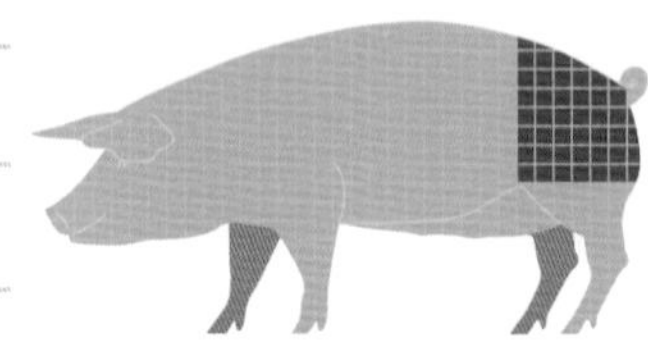

豚肉〈豬內臟〉

Butaniku(Naizo)

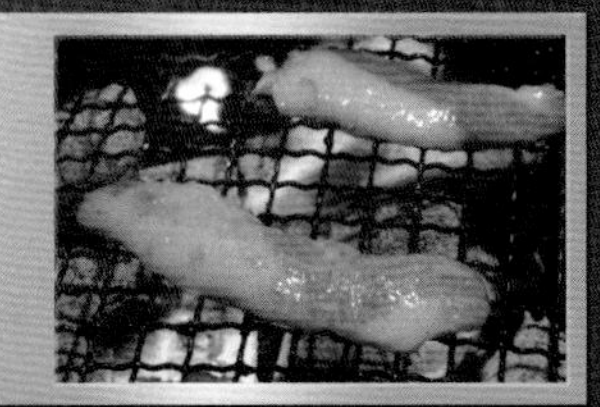

豬的基礎知識2

◎豬內臟包含頭到尾巴

根據東京都中央拍賣市場食肉市場基準，豬的內臟部位分為22種如下。

1頭2耳3舌4腦5食道6氣管7心臟8肝臟9肺10脾臟11橫隔膜（肝連）12胃周邊脂13胃14腎臟（腰子）15小腸16盲腸17大腸18直腸19子宮20乳房21尾巴22豬腳

相對地，有4個胃的牛的內臟部位則分為25種（為預防狂牛症而做燒毀處分的腦、迴腸遠位部和脊髓除外）。肉的豐富程度完全輸給牛的豬雖然只有一個胃（4腳獸通常如此），但尤其在內臟上卻可以和牛分庭抗禮。

◎豬內臟有著多采的進化

本書中關於豬內臟的部分，沒有介紹右邊這22種裡的2、4、12、16、21、22等6種，也就是介紹了16個部位，但是列出的種類卻有28種。這是因為在基準部位之外再加上別的部位－陰莖根、豬睪丸；或是將一個部分更加細分化－豬肚分出豬肚心，豬心分出週心肉等，儘量提高豬內臟的利用效率和種類數量的成果。眾多具有良心的店，都是用這些方法，全力創造出更多的新種類。

循環系統的紅色內臟，富含各種維生素和礦物質；消化系統的白色內臟，則含有大量的膠原蛋白等的蛋白質。紅色內臟可以維持和加強體力，是便宜又易於購得的健康食品；白色內臟則適合美顏和美容。

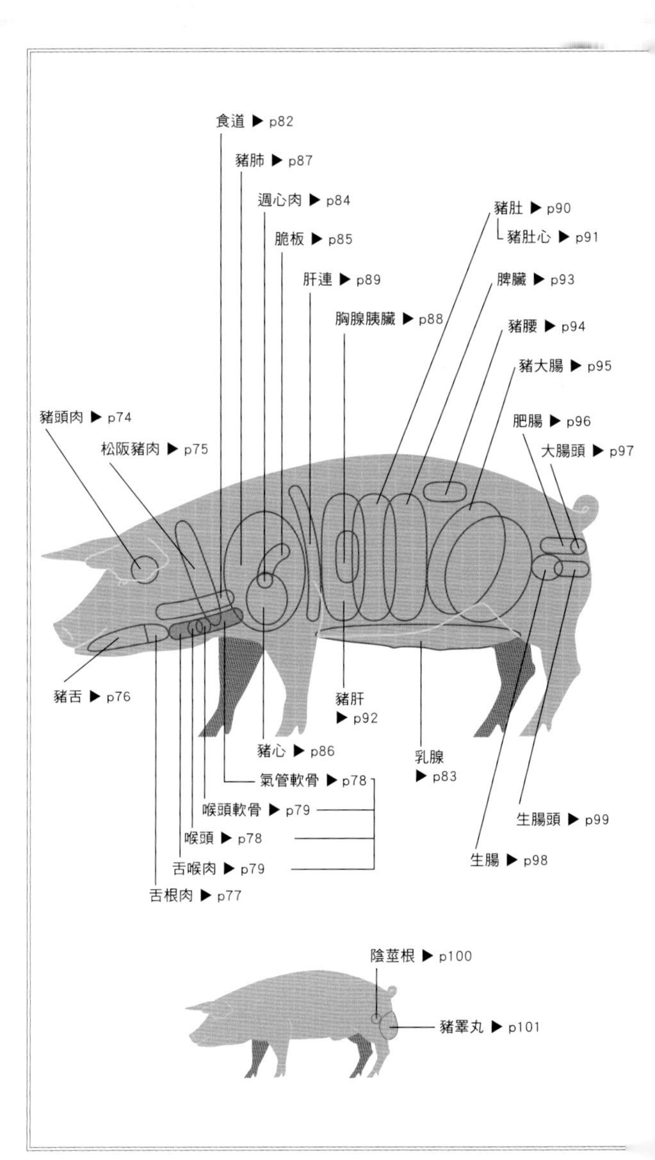
食道 ▶ p82
豬肺 ▶ p87
週心肉 ▶ p84
脆板 ▶ p85
肝連 ▶ p89
胸腺胰臟 ▶ p88
豬肚 ▶ p90
豬肚心 ▶ p91
脾臟 ▶ p93
豬腰 ▶ p94
豬大腸 ▶ p95
肥腸 ▶ p96
大腸頭 ▶ p97
豬頭肉 ▶ p74
松阪豬肉 ▶ p75
豬舌 ▶ p76
豬肝
▶ p92
豬心 ▶ p86
乳腺
▶ p83
氣管軟骨 ▶ p78
喉頭軟骨 ▶ p79
喉頭 ▶ p78
舌喉肉 ▶ p79
舌根肉 ▶ p77
生腸頭 ▶ p99
生腸 ▶ p98
陰莖根 ▶ p100
豬睪丸 ▶ p101

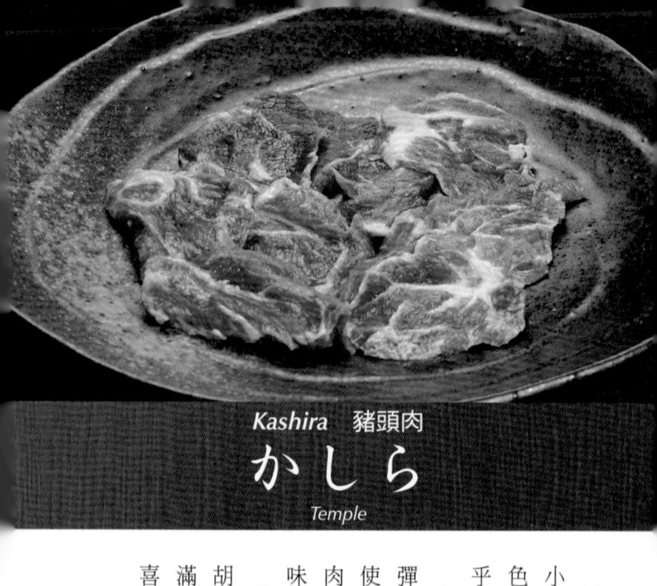

Kashira　豬頭肉

かしら

Temple

額頭和臉頰肉的總稱。額頭肉很小塊，而臉頰肉要來得大一些。顏色上是鮮豔的紅色，和屠體瘦肉幾乎沒什麼不同。

由於脂肪少，有著紮實的嚼感和彈性，嚼起來感覺稍硬。燒烤時應使用大火，很快地烤出來，以避免肉汁的流失。含有膠原蛋白的瘦肉味道清爽，很受到女性的喜愛。

此肉多汁而香氣重，灑上一點黑胡椒再吃的話，則更深厚的美味充滿口中。幾乎沒有特殊的味道，不喜歡內臟的人也吃得來。

別稱

かしら肉

價格的參考

★☆☆☆☆

稀有度

★★☆☆☆

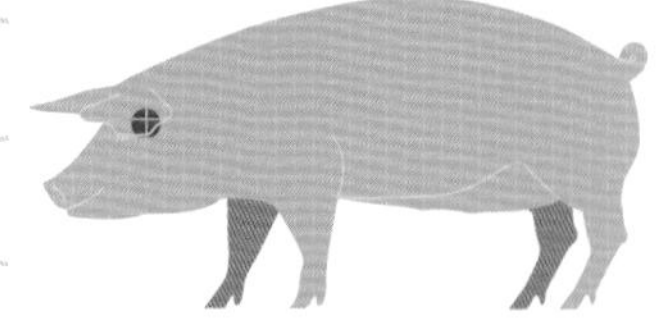

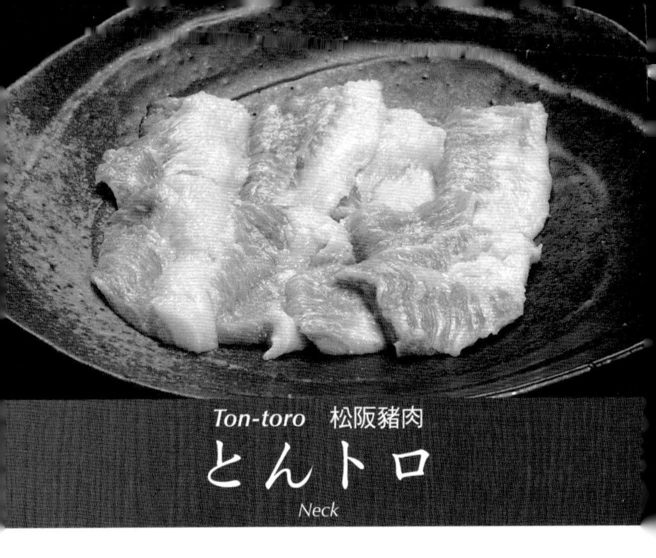

Ton-toro 松阪豬肉
とんトロ
Neck

在日本視此肉為豬的大腹肉所以有此名，台灣也因為這個緣故而稱為松阪豬肉。這部位是豬頸部的肉，但嚴格定位從哪裡到哪裡就比較困難了；只是一頭豬大概只能取得約300克，是稀有部位。粉紅色的瘦肉裡夾著脂肪，外觀極美；因為愈來愈受歡迎，從國外進口的數量也增加了。

就像日文的名稱般，鮪魚大腹肉般的富含脂肪，一放入口中就像是要當場化掉一般。但意外地卻是既清爽又有嚼勁。如果燒烤過度，這脂肪就會愈來愈小，美味也就消失掉了，應注意。

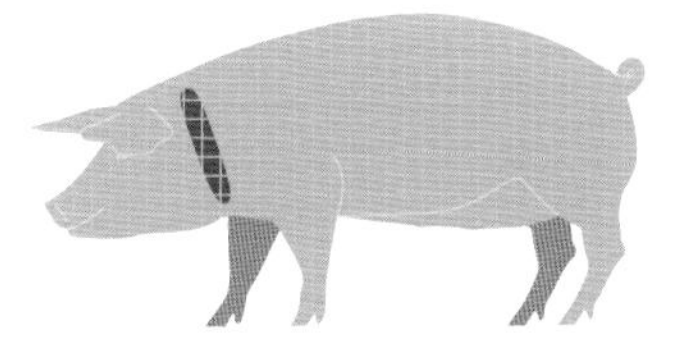

別稱

P-トロ、ネック

價格的參考

★★☆☆☆（約1.5顆星）

稀有度

★★☆☆☆

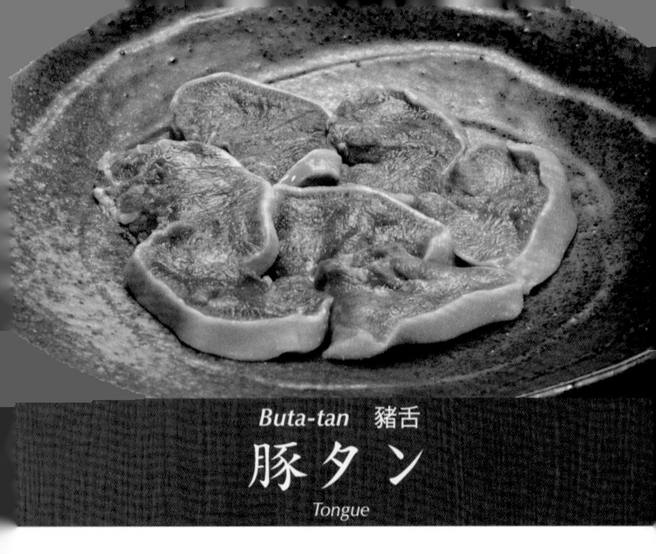

Buta-tan 豬舌

豚タン

Tongue

豬舌比牛舌小很多，脂肪少味道也淡，算是清爽型的。而豬舌也和牛舌相同，舌根部位比舌尖來得柔軟而多脂肪，在經過仔細的處理清洗之後，不好的味道會被清除掉而風味倍增。處理之後切除舌根部。這部位和肉相比，維他命A、B2、鐵質、牛磺酸含量均高，營養高而熱量低。一般都是切薄片，但優質的豬舌也會像圖中般切得厚厚地。也適合作為奶油燒、網架燒烤、燉煮用。

豬舌

一般的作法是先川燙後，趁著表面還熱時剝除表皮再加以調理；而

別稱

價格的參考

★☆☆☆☆

稀有度

★★☆☆☆

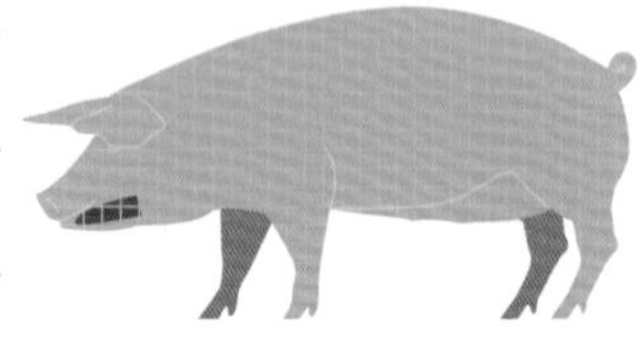

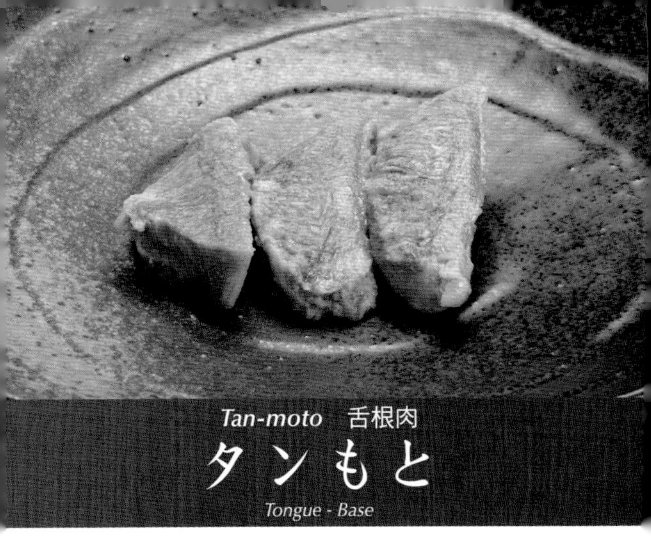

Tan-moto 舌根肉

タンもと

Tongue - Base

優質的豬舌則可能在不剝皮的情況下上菜（上圖的豬舌和舌根肉都未經川燙）。豬舌具有嚼感，一般多切薄片，但圖中的則都是優質而新鮮的豬舌，因此採取的是厚切。清脆的嚼感和圓潤的口感極為出色。

舌根肉

指豬舌的根部，柔軟而脂肪量多。一頭豬約只能取得50克，就大約是圖中的分量。輕微燒烤一下，既不會變硬又能享受到肉汁。這是可以生食，一定早早賣完的超人氣部位。

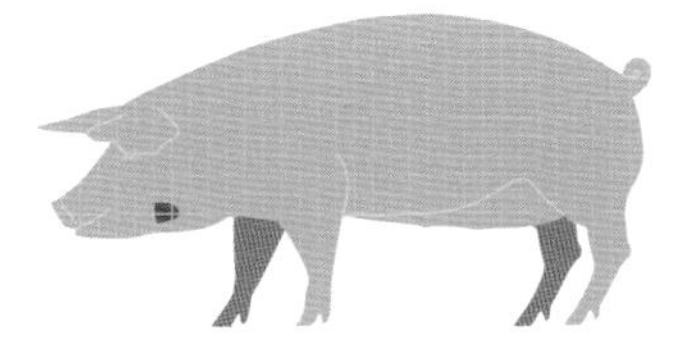

別稱

上タン

價格的參考

★☆☆☆☆

稀有度

★★★★★

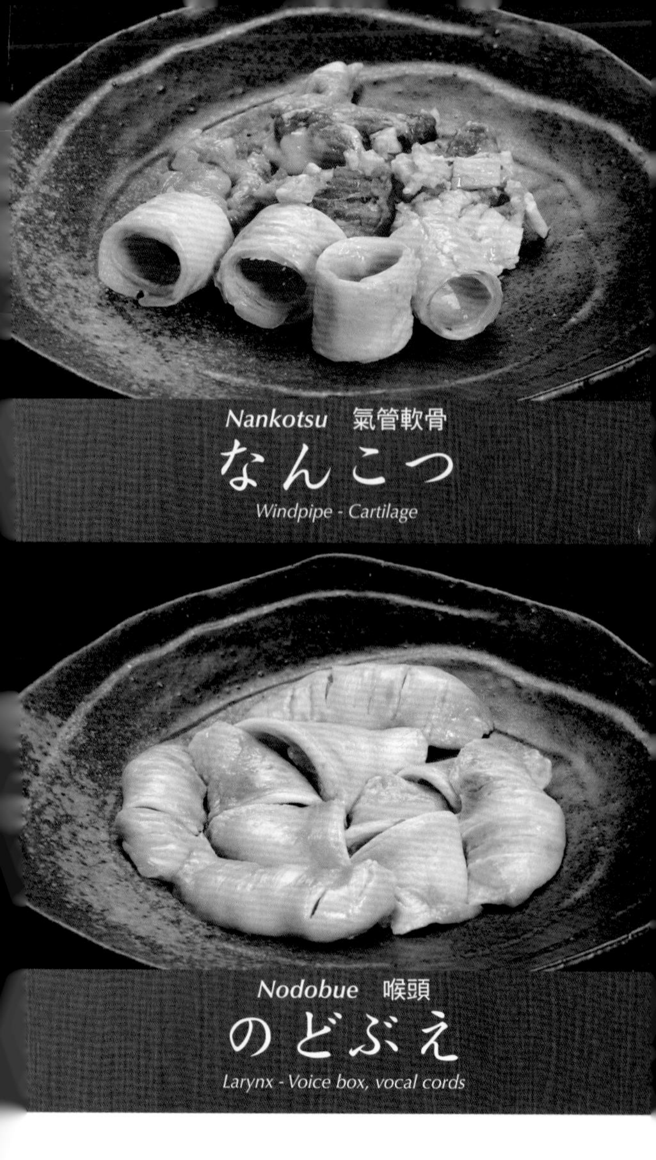

Nankotsu 氣管軟骨
なんこつ
Windpipe - Cartilage

Nodobue 喉頭
のどぶえ
Larynx - Voice box, vocal cords

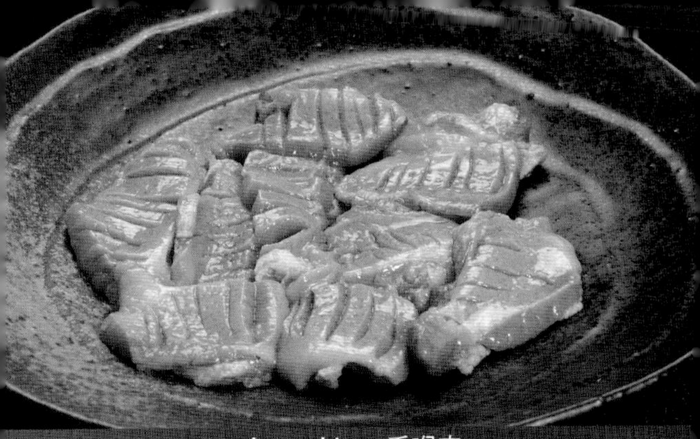

Nodo-gashira　舌喉肉

のどがしら

Section between tongue and throat

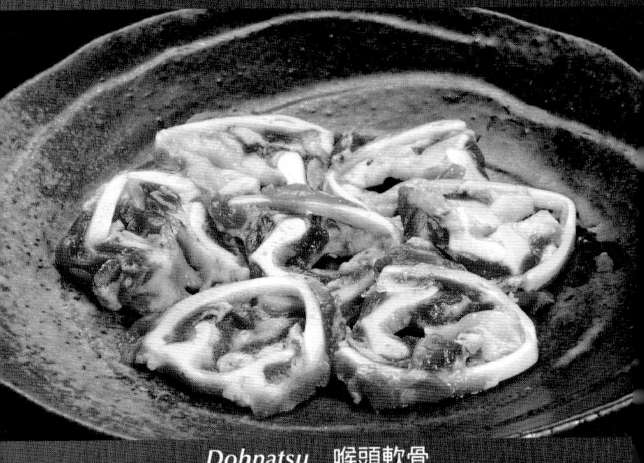

Dohnatsu　喉頭軟骨

ドーナツ

Windpipe - Tip

【氣管軟骨】

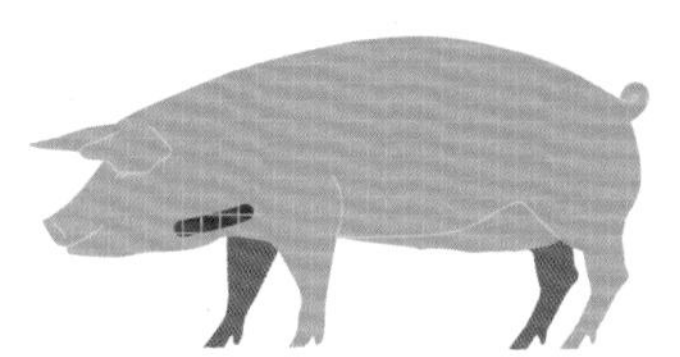

別稱

ふえガラミ

價格的參考

★☆☆☆☆

稀有度

★★☆☆☆

【喉頭】

別稱

くつべら

價格的參考

★☆☆☆☆

稀有度

★★★☆☆

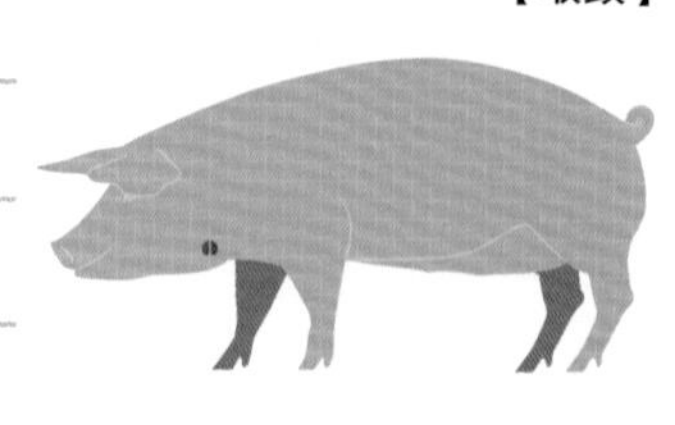

【舌喉肉】

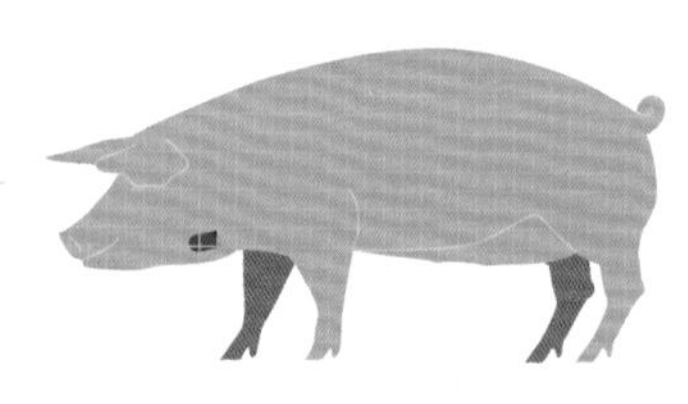

別稱

のどもと

價格的參考

★☆☆☆☆

稀有度

★★★☆☆

【喉頭軟骨】

別稱

價格的參考

★☆☆☆☆

稀有度

★★★☆☆

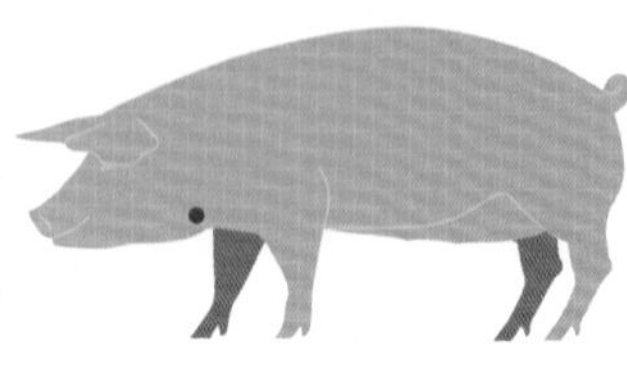

氣管軟骨（78頁上圖）

氣管和氣管前端部分的總稱。光是川燙就需要數小時等，處理很費時費力。圖片前方是氣管，後方則是用刀敲打過的喉頭軟骨。氣管的清脆和喉頭軟骨的韌脆，可以同時吃到2種嚼感。可以烤到焦黃，也可以輕微烤過，則口感和味道就會有很大的不同。

喉頭（78頁下圖）

是氣管軟骨的一部分，位於氣管與舌頭之間的聲帶部位。從氣管分離切出來的量極少，一頭豬約莫只有40克。口感和氣管軟骨類似，但嚼感略軟一些；有些特殊的味道。

舌喉肉（79頁上圖）

氣管軟骨的一部分，位於舌頭與喉嚨之間，但和氣管軟骨的感覺相差很多。看起來像是舌根肉，而吃起來則像是豬舌。一頭豬大概能取下約50克，肉質硬所以需先劃幾刀。口感酥脆，味道清淡但美味。

喉頭軟骨（79頁下圖）

氣管軟骨的一部分，是將氣管前端部分環切而成。中間是空洞的前端部分，環切之後外觀極像甜甜圈。吃法是直接燒烤，或是先敲過再烤都可以，而且都是滋味豐郁。

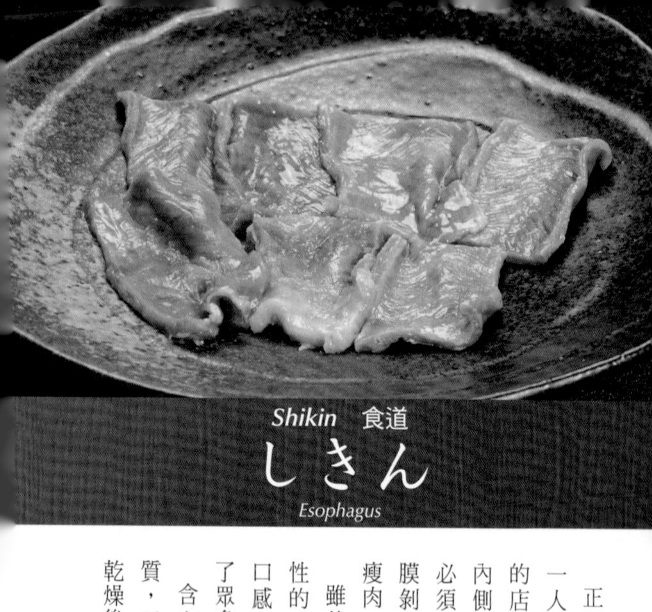

Shikin 食道

しきん

Esophagus

正因為是一頭豬也不見得能取得一人分的稀有部位，會提供這部位的店並不多見。這部位表面有脂肪內側黏膜，處理上極為費時費工，必須先把脂肪去除後切開，再將黏膜剝除。處理好之後的肉是漂亮的瘦肉，很像舌喉肉。

雖然還說不上是橡膠，但具有彈性的嚼感極具特色，像是烤魷魚的口感，加上獨特的味道，仍然吸引了眾多人們的喜愛。

含有豐富的維他命B群和礦物質，又有滋養效果，因此也會加以乾燥後作為狗糧使用。

別稱

のどすじ、ガリ

價格的參考

★☆☆☆☆

稀有度

★★★★☆

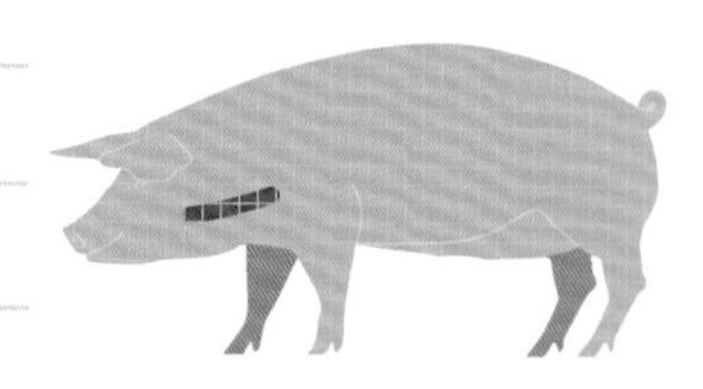

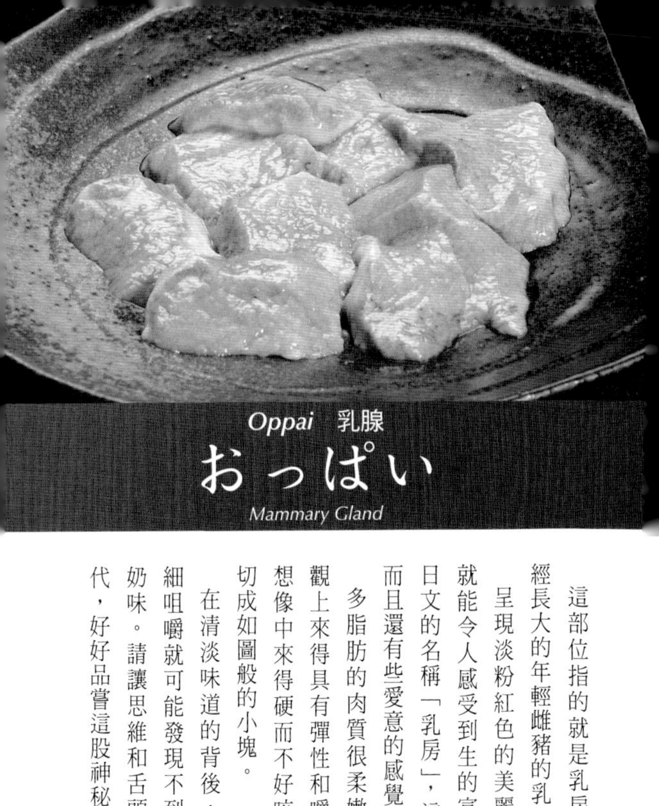

Oppai 乳腺

おっぱい

Mammary Gland

這部位指的就是乳房；只使用已經長大的年輕雌豬的乳房。

呈現淡粉紅色的美麗肉色，一眼就能令人感受到生的富饒；正符合日文的名稱「乳房」，這極為直接，而且還有些愛意的感覺。

多脂肪的肉質很柔嫩，但卻比外觀上來得具有彈性和嚼感。因為比想像中來得硬而不好咬，因此大都切成如圖般的小塊。

在清淡味道的背後，還有著不仔細咀嚼就可能發現不到的一股淡淡奶味。請讓思維和舌頭回到童稚時代，好好品嘗這股神秘美味。

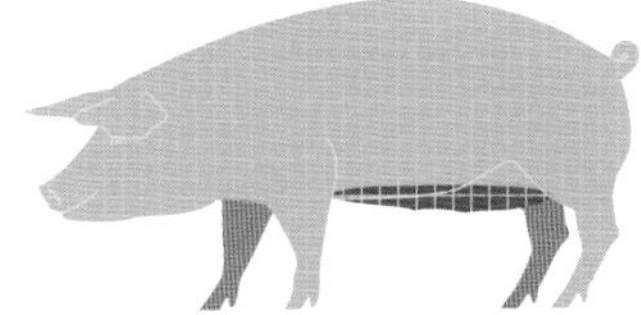

別稱

ぱい、チチカブ

價格的參考

★☆☆☆☆

稀有度

★★★★☆

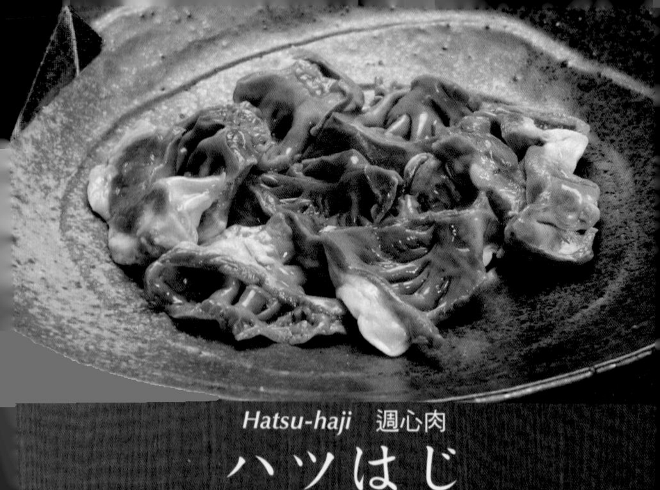

Hatsu-haji　週心肉

ハツはじ

Section between heart and aorta

接下來這二種，都是在心臟周邊的部位，而且都是比較稀有的部位。脆板較粗且長，因此還有相稱的量；比起分量較少的週心肉，稀有度上略遜一籌。雖然是連在一起的部位，但看起來的感覺和吃起來的味道相差甚遠，這點很有意思。如果菜單上二者都有，記得都點來做個比較。

週心肉

連接心臟和大動脈的部位，日文名稱是來自於認定這個部位是心臟末端的意思，但如果認知的是「大動脈的末端」，不知會如何命名呢。

外觀上，以及因為硬而需要先劃幾刀這部分，都和舌喉肉很像。粗硬

別稱

ハセべん

價格的參考

★☆☆☆☆

稀有度

★★★★☆

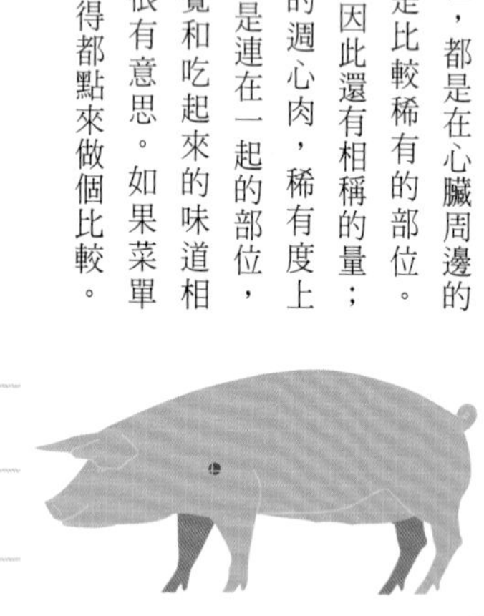

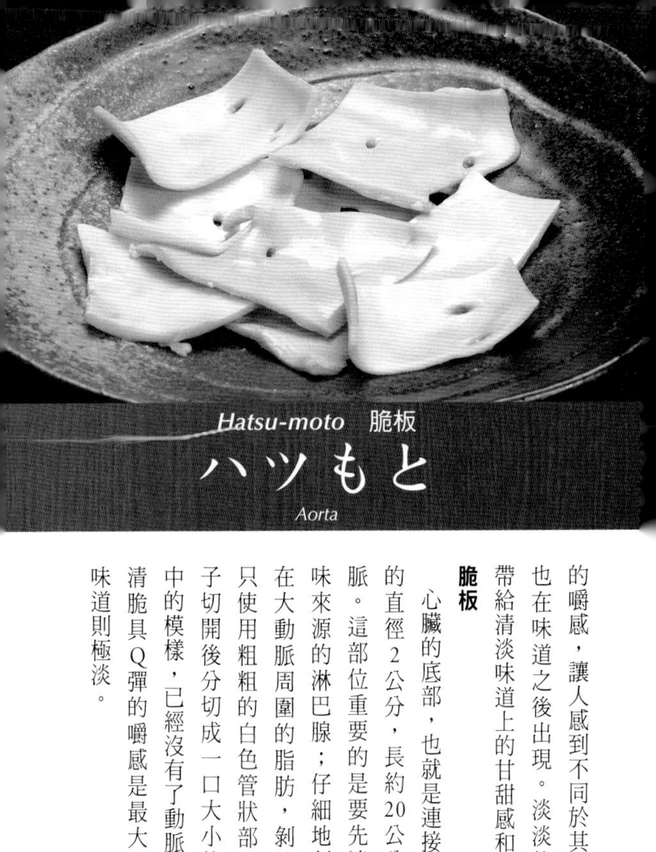

Hatsu-moto　脆板

ハツもと

Aorta

的嚼感，讓人感到不同於其他部位，也在味道之後出現。淡淡的脂肪，帶給清淡味道上的甘甜感和深度。

脆板

心臟的底部，也就是連接在心臟上的直徑2公分，長約20公分的大動脈。這部位重要的是要先清乾淨苦味來源的淋巴腺；仔細地削掉附著在大動脈周圍的脂肪，剝掉薄膜，只使用粗粗的白色管狀部位。將管子切開後分切成一口大小的便是圖中的模樣，已經沒有了動脈的感覺。清脆具Q彈的嚼感是最大的重點，味道則極淡。

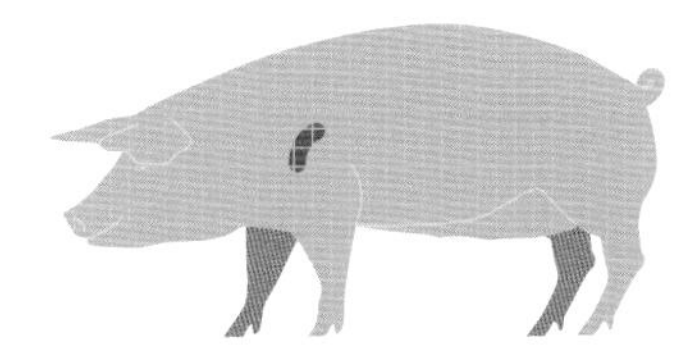

別稱

くだなんこつ、パイプ

價格的參考

★☆☆☆☆

稀有度

★★☆☆☆

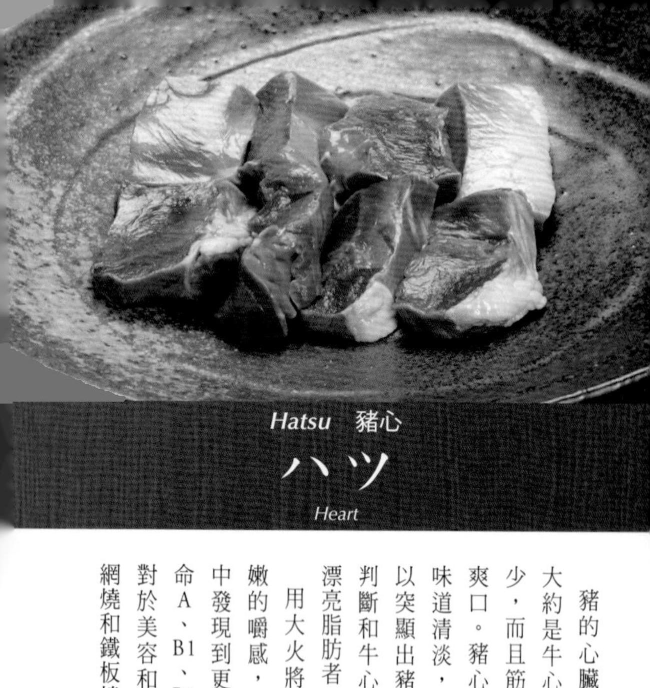

Hatsu 豬心

ハツ

Heart

豬的心臟平均重約300公克，大約是牛心的三分之一。由於脂肪少，而且筋纖維細致，肉質清脆而爽口。豬心沒有特殊味道，比牛心味道清淡，因此都會切得厚一些，以突顯出豬心的美味。豬心的品質判斷和牛心相同，都是以心臟旁有漂亮脂肪者（上圖）為上品。

用大火將表面烤熟，膨鬆加上脆嫩的嚼感，多咀嚼幾下就會在甘甜中發現到更深沉的美味。富含維他命A、B1、B2、B6和鐵質、牛磺酸，對於美容和恢復疲勞很有功效。用網燒和鐵板燒也不錯。

別稱

こころ

價格的參考

★☆☆☆☆

稀有度

★☆☆☆☆

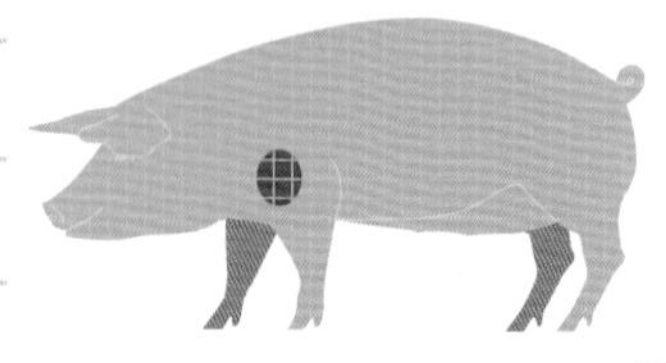

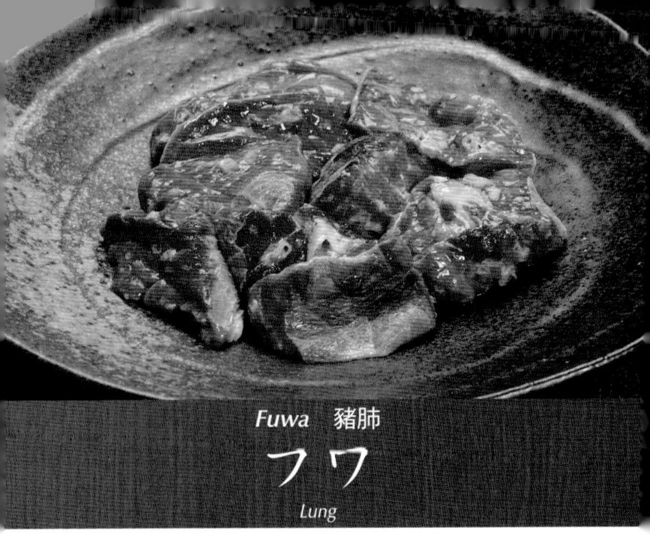

Fuwa 豬肺

フワ

Lung

因為感覺像是棉花糖般具有膨鬆感，因此而有此日文名稱；大小比成年人握拳稍微大一些。由於組織內縱橫著許多毛細血管，放血需花費較多時間。豬肺並不算罕見的食物，但牛肺就很少用來食用。

燒烤時，因為部位的因素，需要烤到完全熟透。入口後的嚼感也像是綿花糖，但比綿花糖密度稍高，有著泡泡膨鬆的感覺。肉質上既沒有脂肪也沒有肉的感覺，整體上沒有特別的味道；喜歡的人說「這和HOPPY才對味」（譯註：調味酒）。可以視喜好用鹽或醬汁。

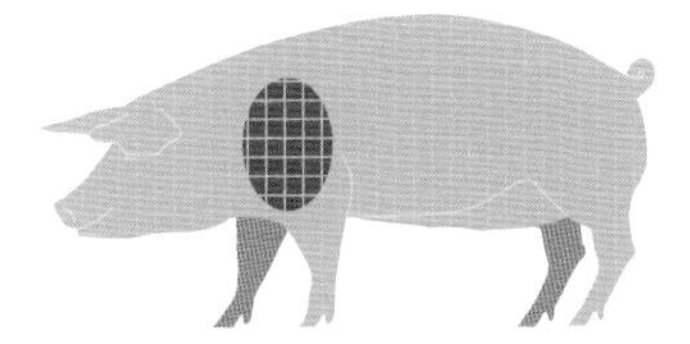

別稱

いち

價格的參考

★☆☆☆☆

稀有度

★☆☆☆☆

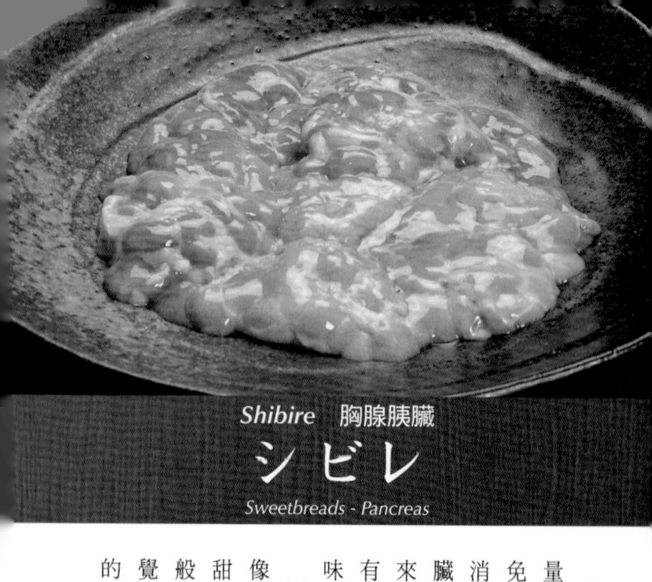

Shibire　胸腺胰臟

シビレ

Sweetbreads - Pancreas

胰臟（消化腺之一。具有調節血量高低等的功能），或是胸腺（調節免疫機能等的器官，長大之後便會消失）。名稱上和牛相同，都是胰臟、胸腺意思的Sweetbread轉變而來。為了區別二者，日文對胰臟也有另外的稱呼方式，特徵是比胸腺味道濃郁，上圖便是胰臟的部位。

因為擁有大量優質的脂肪，口感像是會溶於口中般地柔軟。味道甘甜而具深度，像是小牛胸腺（49頁）般地肥美，烤過之後肉汁豐美的感覺會更加明顯。是喜愛油脂的饕客的最愛之一，堪稱內臟界的女王。

別稱

價格的參考

★☆☆☆☆

稀有度

★★★☆☆

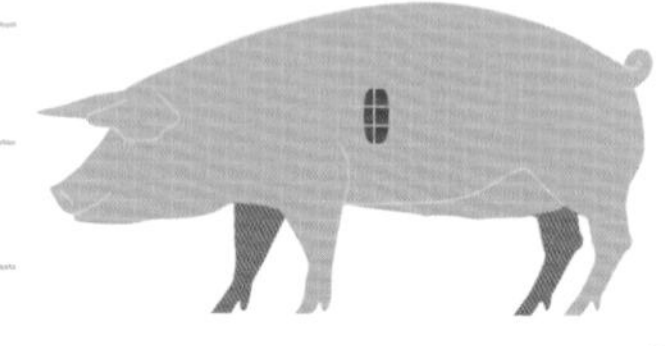

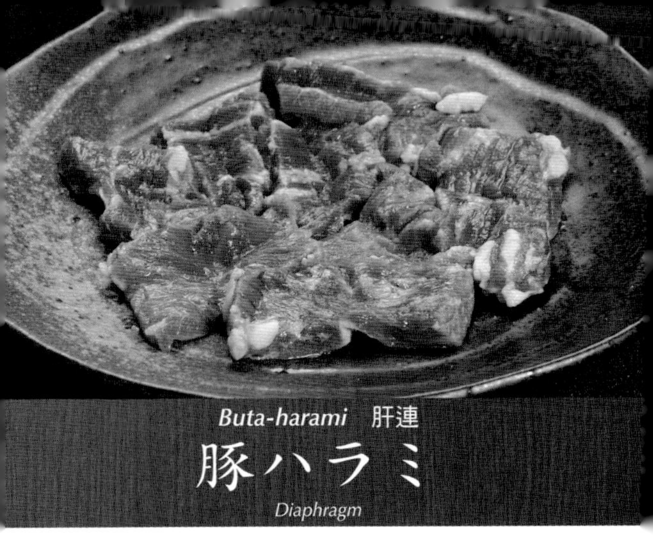

Buta-harami 肝連

豚ハラミ

Diaphragm

就是在腹部支撐內臟的橫隔膜。一般而言，由於豬的橫隔膜較小，不會像牛一般分為上橫隔膜和近肋橫隔膜，但也有人將肉質薄而細長的部分稱為上橫隔膜，厚短的稱為近肋橫隔膜。一頭豬約能取下200～400公克。

日本國內受到牛橫隔膜人氣的帶動，最近豬的肝連也開始出名。部位上雖然屬於內臟，但不論是外觀或是味道都和肉沒有不同。不過仍具有內臟特色的健康低熱量。肝連肉質多汁而柔軟，尤其是肉汁的味道極為鮮美。燒烤時用大火將兩面燒烤一下即可，以避色肉汁的大量流失。

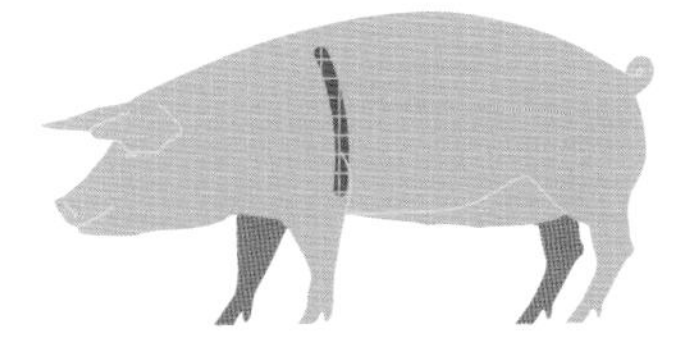

別稱

ツナギ

價格的參考

★★☆☆☆

稀有度

★★☆☆☆

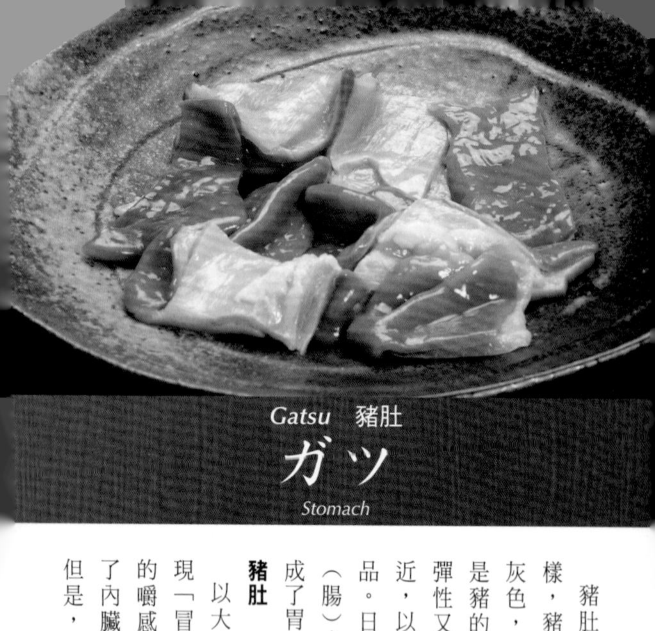

Gatsu　豬肚

ガツ

Stomach

豬肚指的就是豬的胃。和牛不一樣，豬只有一個胃。原色為美麗的灰色，平均重量為500克左右，是豬的副產品裡異臭味最少，既有彈性又易於食用。豬肚位於食道附近，以筋層愈厚而顏色愈深者為上品。日文的名稱來自於英文的Gut（腸），只是不知道為什麼，最後卻成了胃。

豬肚

以大火快速燒烤一下，當表面出現「冒汗」現象時最為美味。良好的嚼感和清爽清淡的味道，已成為了內臟的標準菜色而擁有高人氣。但是，一旦烤過了頭，則肉質偏硬

別稱

豚ミノ

價格的參考

★☆☆☆☆

稀有度

★☆☆☆☆

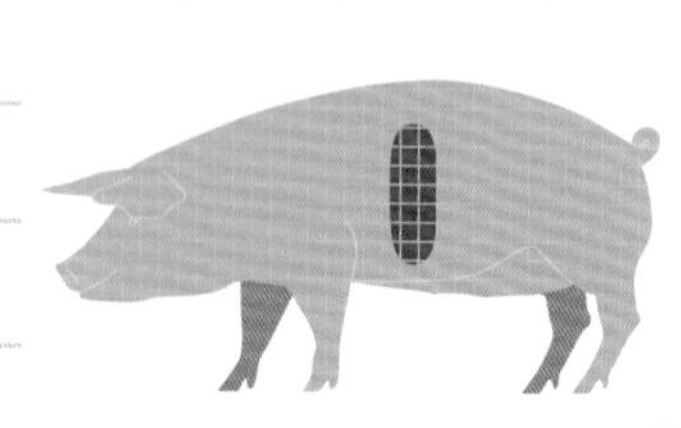

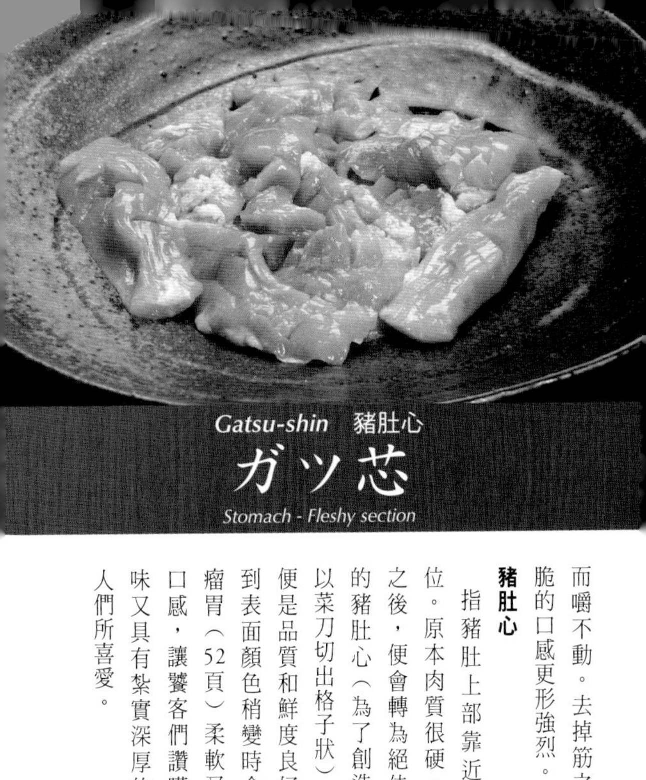

Gatsu-shin　豬肚心

ガツ芯

Stomach - Fleshy section

而嚼不動。去掉筋之後生食，則清脆的口感更形強烈。

豬肚心

指豬肚上部靠近食道的厚肉部位。原本肉質很硬，但在去除表皮之後，便會轉為絕佳的口感。上圖的豬肚心（為了創造良好的口感而以菜刀切出格子狀）通透的粉紅色，便是品質和鮮度良好的證據。燒烤到表面顏色稍變時食用，那種比牛瘤胃（52頁）柔軟又清脆具彈性的口感，讓饕客們讚嘆不已。沒有異味又具有紮實深厚的味道，正是大人們所喜愛。

別稱

上ガツ、上ミノ、上ホルモン

價格的參考

★★☆☆☆

稀有度

★★★★☆

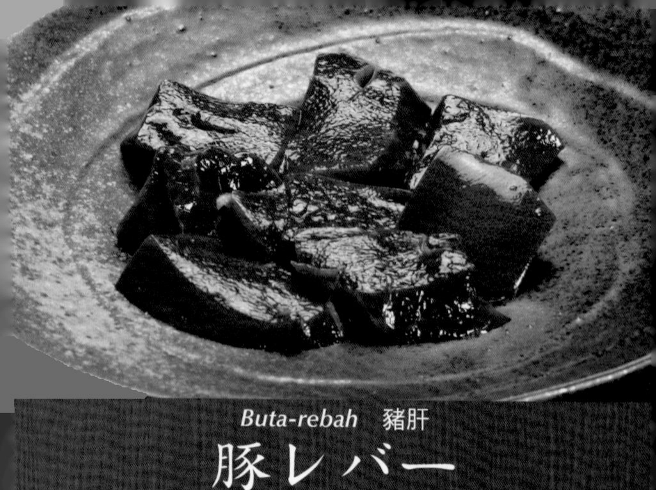

Buta-rebah　豬肝

豚レバー

Liver

這是豬的肝臟，也是內臟的重鎮，說到豬內臟時不能沒有了豬肝。豬肝的大小約有1至1.5公斤，形狀扁平。浸泡在牛奶裡去除血液以及臭味，再去掉大小筋後提昇口感。和牛肝相較之下，只有一點點的異味，但喜歡的人卻是「這才是美味的地方呀」。味道豐美而柔順，呈現巧克力色的高鮮度貨色（上圖），則以輕輕烤焦表面後的狀態最為美味；嚴禁燒烤過度。因富含A、B1、B2、B6、B12、D，以及鐵質等，因此嗜酒者和疲勞的人切勿錯過。肉派等西式菜色裡，常使用到豬肝醬。

別稱

きも

價格的參考

★☆☆☆☆

稀有度

★☆☆☆☆

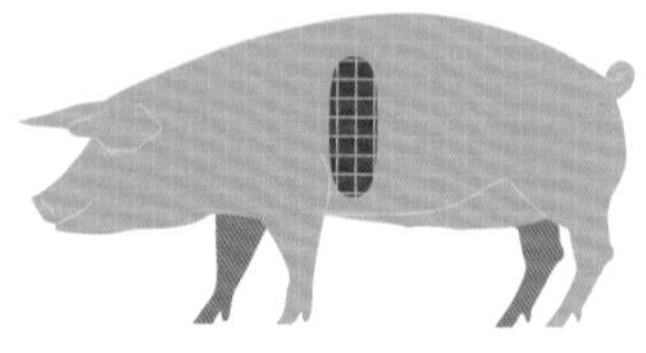

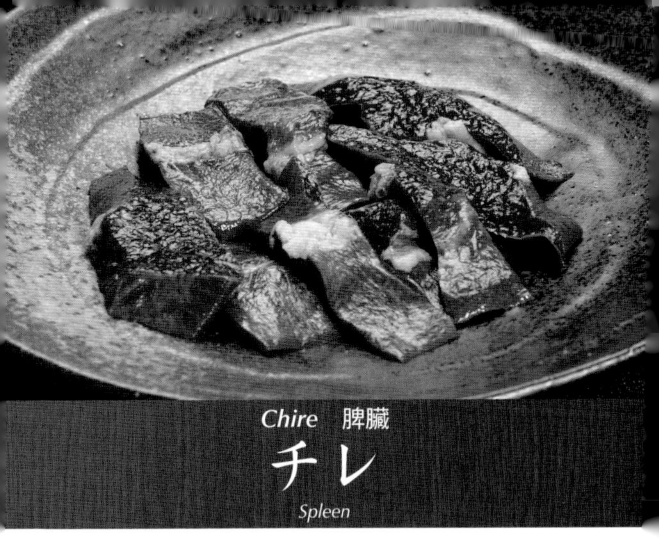

Chire　脾臟

チレ

Spleen

脾臟的作用是捕捉血液中的異物和細菌等。柔軟、清脆和黏滑感和豬肝很像，但比豬肝的含水量略低，也較有特殊味道。附著在紅肉上的網狀脂肪（圖中白色部分）的甘甜，就能夠完全壓過這股異味，而且可以提昇整體的味道，這正是脾臟的特別之處。

網狀脂肪，就是覆在內臟表面的網狀脂肪層，在調理脂肪少的肉時經常拿出來使用，是法國菜、中國菜裡不可或缺的食材。將絞肉等包覆起來燒烤的網油法國菜便極富盛名。

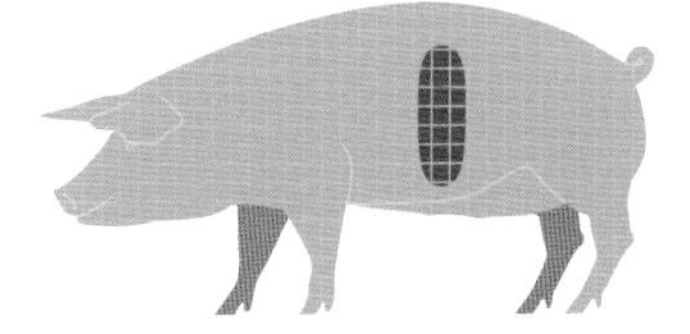

別稱

たちぎも

價格的參考

★☆☆☆☆

稀有度

★☆☆☆☆

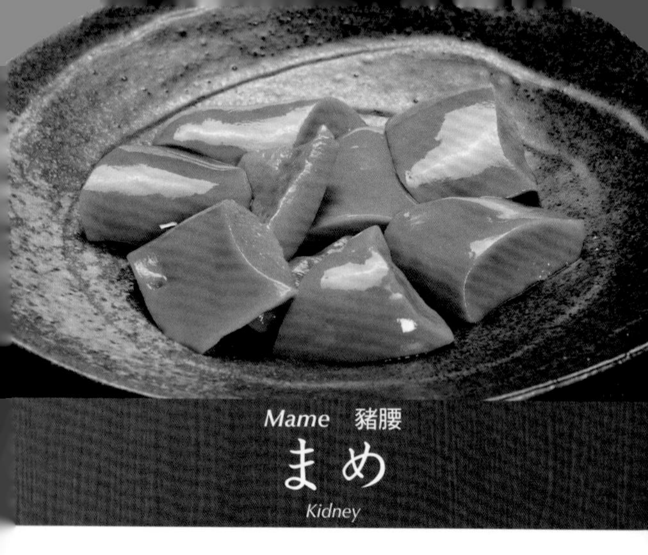

Mame 豬腰
まめ
Kidney

豬腰指的是豬的腎臟（將血液中生成的尿液送到膀胱的器官），因為外觀像是蠶豆，因而有了日文的稱呼。而豬腰子的原形，就完全像是蠶豆（當然外觀大很多，而且顏色也不同）。

剝皮後切成一半，將白色條狀的尿管去除乾淨後加以調理。即便如此，但畢竟還是一個器官，因此仔細咀嚼之下，還是有淡淡的味道；但仍有不少人喜歡這種味道。嚼感柔軟卻有些彈性，沒吃過就排斥不肯吃就太可惜了。如有圖中般的鮮度，口感脆嫩富有彈性。

別稱

價格的參考

★☆☆☆☆

稀有度

★☆☆☆☆

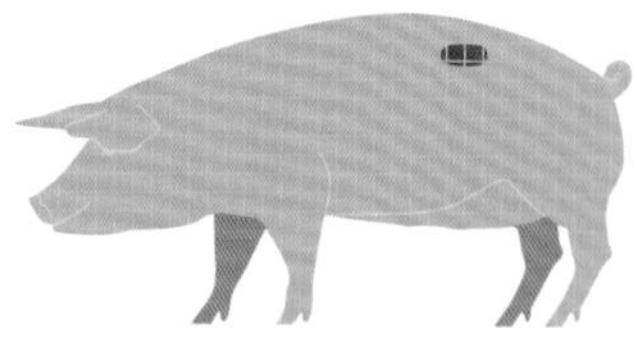

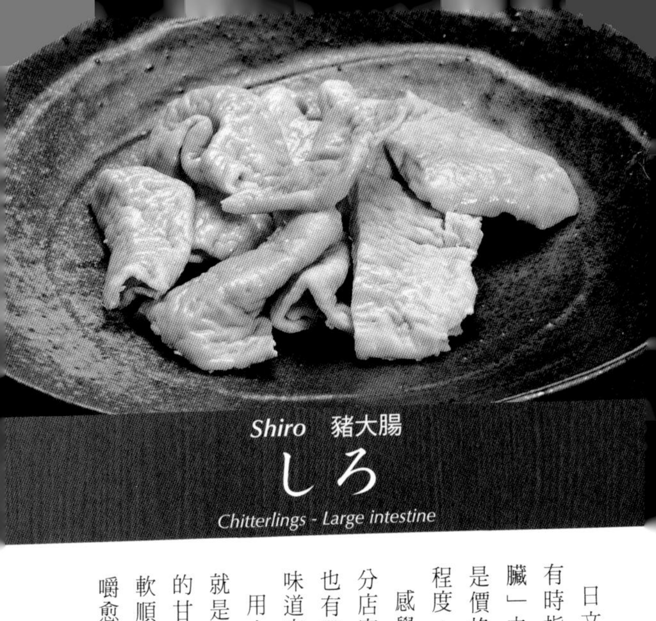

Shiro　豬大腸

しろ

Chitterlings - Large intestine

日文的名稱通常指的是大腸，但有時指的是連小腸在內；以「豬內臟」之名上菜的店也有不少。不論是價格的低廉度，或是廣受喜愛的程度，都稱得上是豬內臟界的帝王。

感覺比小腸紮實，脂肪略少。部分店家將脂肪去除後調理（見圖），也有帶著脂肪上菜的。比牛大腸的味道來得重，也算是特有味道吧。

用大火燒烤，到了膨鬆感出現時就是最佳食機，可以吃到無可挑剔的甘甜，以及爽快的嚼感。味道柔軟順口，是內臟裡的必點口味。愈嚼愈美味。

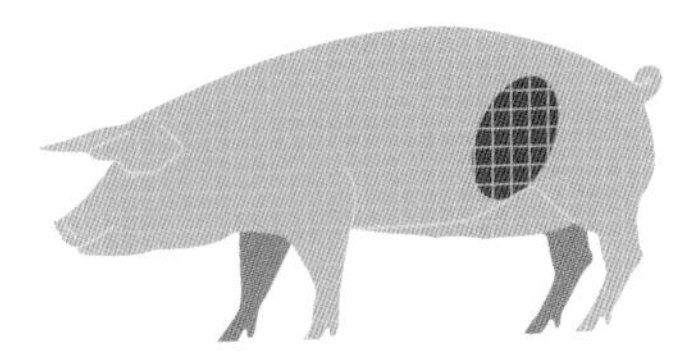

別稱

豚テッチャン

價格的參考

★☆☆☆☆

稀有度

★☆☆☆☆

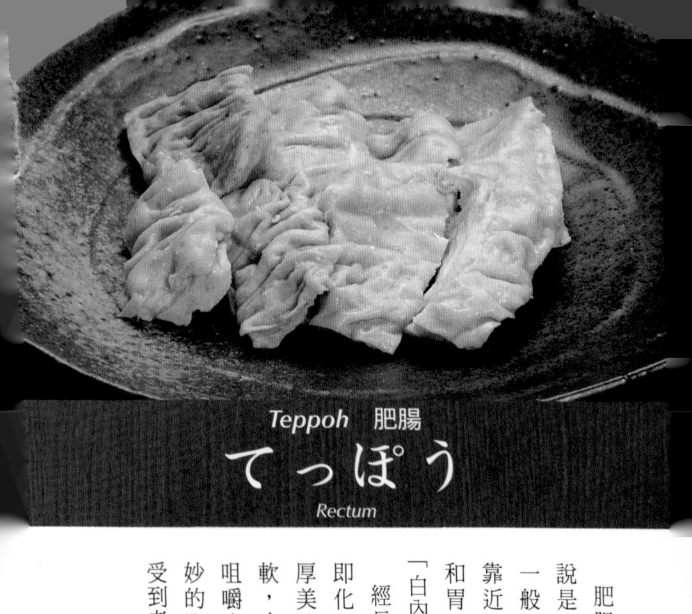

Teppoh　肥腸

てっぽう

Rectum

肥腸便是直腸。日文的名稱，據說是來自於外觀像是槍管一般直。一般認為是最美的腸段，尤其是愈靠近肛門的厚肉部位愈受歡迎，是和胃、小腸、盲腸、大腸等齊名的「白內臟」之一。

經長時間燉煮後，便可燉到入口即化。密實而皺皮的肥腸，有著深厚美味以及肥美的脂肪。多脂而柔軟，肉質卻比其他白內臟有嚼勁。咀嚼當中擴散到口中的，就是那美妙的脂肪和肉質的美好滋味。尤其受到老饕喜愛的原因也可想而知。

別稱

チューブ、あぶら

價格的參考

★☆☆☆☆

稀有度

★★☆☆☆

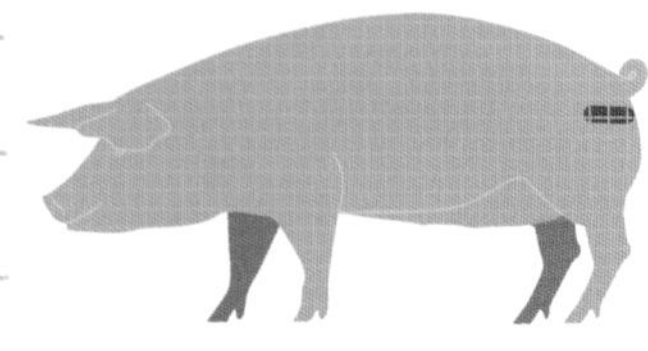

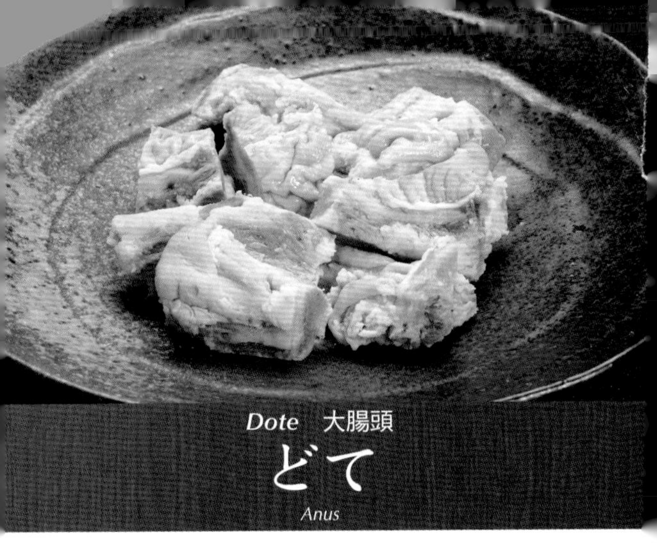

Dote　大腸頭

どて

Anus

肛門。位於直腸的最前端。二隻豬才能取得一人分，是最稀有的部位之一。日文的名稱，來自於比直腸還厚且多脂肪的外觀。

雖然名稱未必能帶來什麼感覺，但多脂肪的濃郁味道，在喜愛內臟的饕客中也擁有高人氣。量少因此大部分店家並不提供，即使有也需要預訂，或是限定數量。想想也是理所當然的。

由於有味道，需先川燙過。只需輕輕烤過，脂肪便甘甜而多汁；徹底燒烤的話則有著酥脆口感；可同時吃到二種口感，真有賺到的感覺。

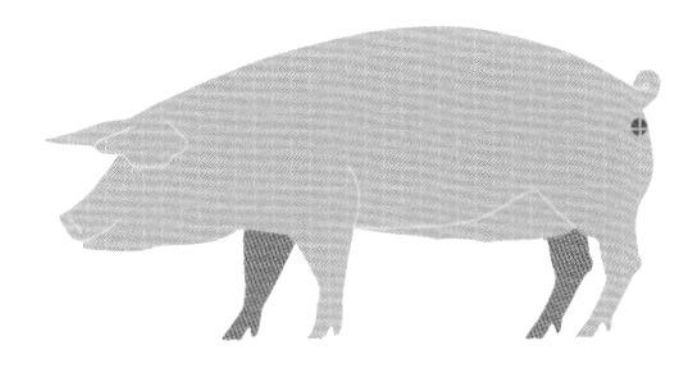

別稱

價格的參考

★☆☆☆☆

稀有度

★★★☆☆

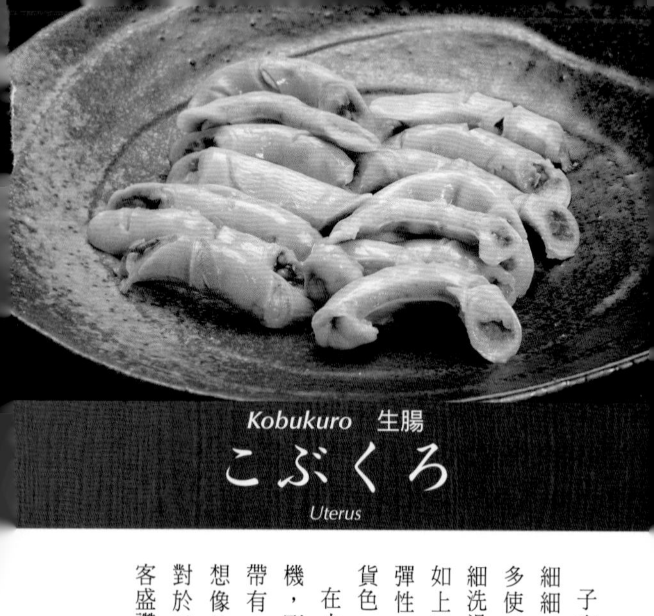

Kobukuro 生腸

こぶくろ

Uterus

子宮。第一次吃的人或許會對這細細的管狀是子宮感到意外。一般多使用年輕母豬的子宮，而且會仔細洗過後川燙，以去除特有的異味。如上圖般，外表有著淡淡粉紅色具彈性，且沒扁掉的是優質且新鮮的貨色。蛋白質豐富，脂肪極少。

在火上卷成一圈時便是適口的食機，剛烤好時既香且柔軟，而且還帶有Q彈的口感。咀嚼當中，難以想像的甘甜肉汁，就擴散到口中。對於這富有深度的味道，甚至有饕客盛讚「比腸還要美味」。

別稱

價格的參考

★☆☆☆☆

稀有度

★★☆☆☆

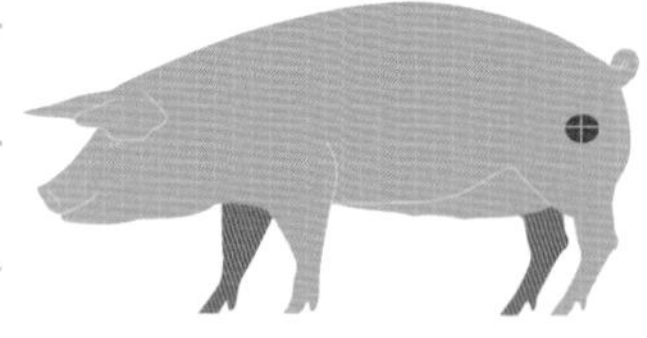

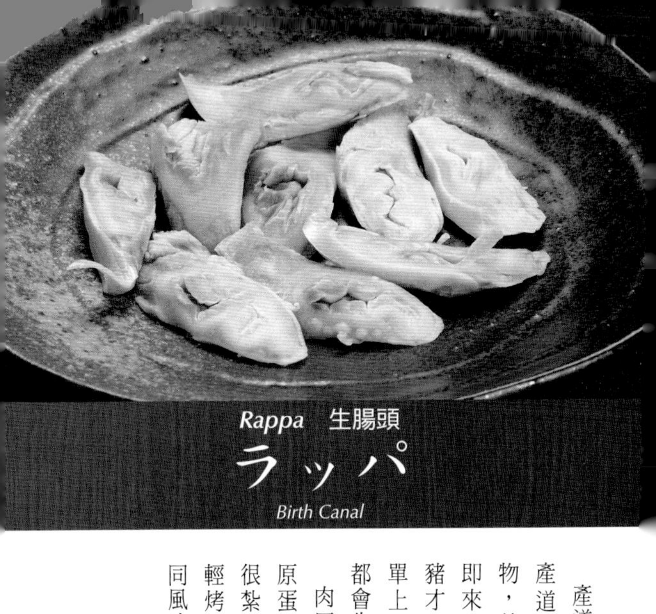

Rappa　生腸頭

ラッパ

Birth Canal

產道，也就是小豬出生時的通道。產道是長度約5到10公分的管狀物，前端開口像是喇叭，日文名稱即來自於此。像大腸頭一般，二隻豬才有一人分的稀有部位，店家菜單上也大都看不到。有特殊味道，都會先川燙之後才使用。

肉厚吃起來過癮，沒有脂肪但膠原蛋白豐富。口感上嚼感和彈性都很紮實而且柔軟。烤透些則酥脆；輕烤之下則Q彈，視喜好可烤成不同風味。但都以鹽最對味。

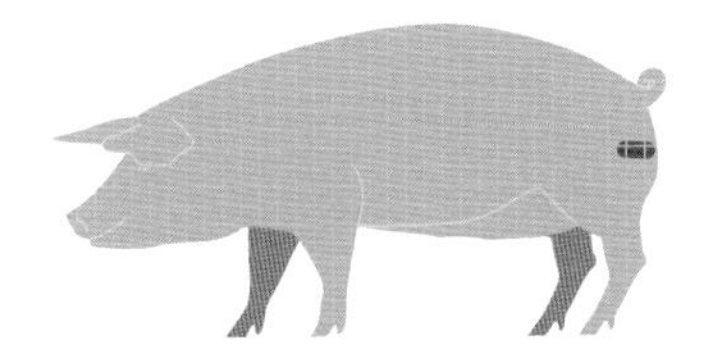

別稱

價格的參考

★★☆☆☆

稀有度

★★★☆☆

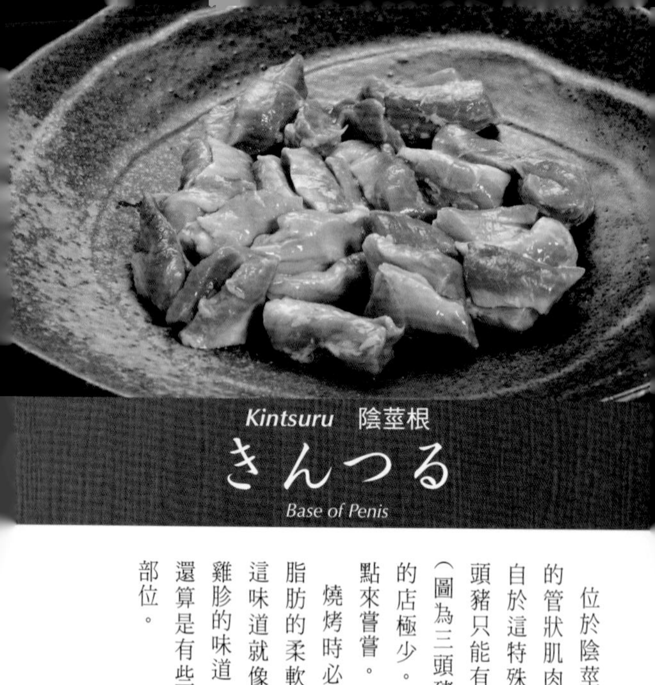

Kintsuru 陰莖根

きんつる

Base of Penis

位於陰莖根部，長約5到10公分的管狀肌肉。名稱的由來自然也來自於這特殊的部位。這部位也是一頭豬只能有約食指般長度珍貴部位（圖為三頭豬的分量），因此吃得到的店極少。看到菜單上有，則務請點來嘗嘗。

燒烤時必須像豬肺般烤透；略帶脂肪的柔軟感和脆脆的嚼感極佳。這味道就像是某種味道，對，就是雞胗的味道。味道清爽派的此部位，還算是有些人氣，也是經常賣完的部位。

別稱

- - - - - -

價格的參考

★☆☆☆☆

稀有度

★★★★☆

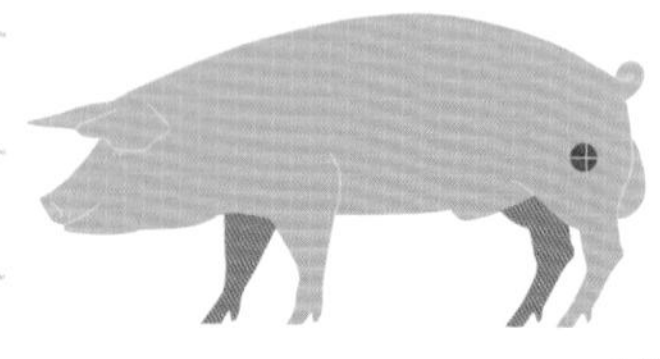

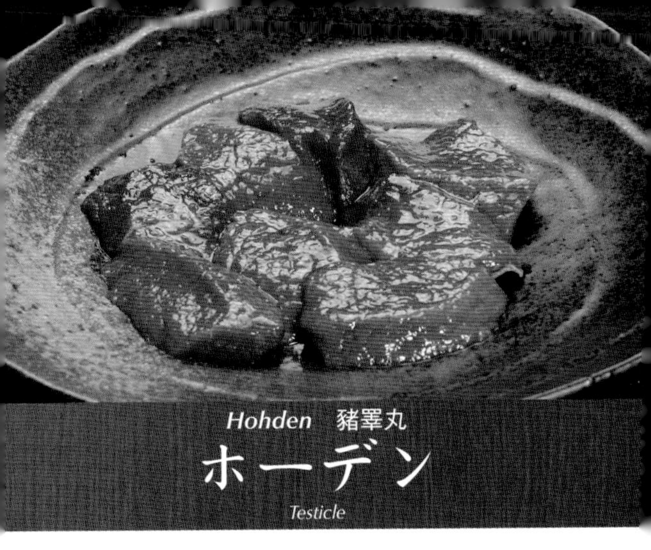

Hohden 豬睪丸

ホーデン

Testicle

日文名稱來自於德文，就是睪丸的意思。豬睪丸的外觀，像是充氣過度的橄欖球，尺寸不小如葡萄柚。因為個頭很大，一個就可以提供3到4人分，但提供此部位的店家卻很有限。

剝除外側覆的膜，拿掉正中央的筋之後調理。沒有脂肪的柔軟肉質像一般的肉，帶有淡淡的異味。烤輕烤重可視個人的喜好，但烤的輕或重，味道都像是雞腿肉（134頁）。部分老饕喜歡生食，但幾乎都是好奇之下嘗嘗看的。

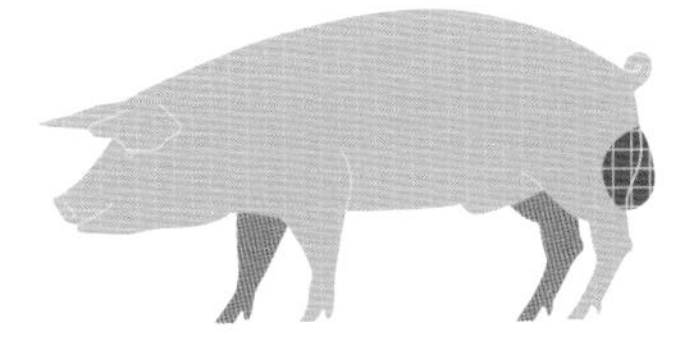

別稱

價格的參考

★★☆☆☆

稀有度

★★★☆☆

豬的基礎知識3

◎日本的肉用豬幾乎都是交雜種

日本肉用豬的八成以上，都是大約克夏等6品種裡，由3到4種交配而成的雜種。不過，巴克夏種則為單一品種，並以「黑豬」的通稱聞名。

①**大約克夏種**　原產於英國約克夏地方，毛為白色。體型大而瘦肉肥肉的比例良好，肉質柔軟。

②**中約克夏種**　比大約克夏種小一圈的白色豬隻。明治末期時由英國進口到日本。昭和30年代時占了日本國內豬隻的八成，但現在幾乎看不到。

③**巴克夏種**　原產於英國巴克夏地方的古代種。身體是黑色，但鼻子和四肢前端，尾巴前端是白色；被稱為「六白」的毛色為其特徵。和中約克夏種同在明治末期由英國進口。肉質上紋理細致，風味佳。

④**蘭瑞斯種**　丹麥的特有種和大約克夏間的交配種，身體長和垂耳為特徵。毛為白色。肉質上脂肪少而瘦肉多。

⑤**杜洛克種**　美國原產。毛色為紅褐色。折耳為特徵的大型豬，肉質上脂肪多而柔軟。

⑥**罕布夏種**　英國罕布夏地方原產的豬，在美國改良。毛色為黑色，但肩部到前肢有帶狀白毛，肉質上瘦肉居多。

馬肉〈肉、內臟〉

Baniku(Shoniku·Naizo)

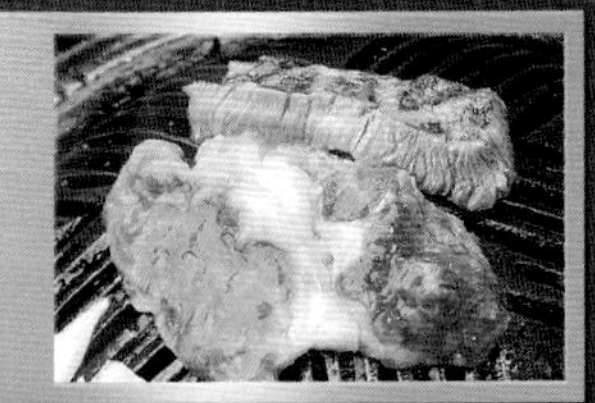

馬的基礎知識1

◎馬肉最適合現代人享用

因為高蛋白質和低熱量、低脂肪，最近馬肉已經成為了健康食品的代名詞。那麼具體些表述的話，到底有些什麼特色呢？

・蛋白質很高，熱量卻只有牛和豬的約三分之一。可以預防肥胖。

・脂肪雖少，但卻富含亞麻油酸、α－次亞麻油酸等預防動脈硬化的必須脂肪酸。可以預防生活習慣病。

・鐵質含量在肉類中數一數二，是牛、豬肉的3到4倍，馬肉的紅色來源也是鐵質。另也含豐富鈣質，適合貧血和手腳冰冷的人。

・多醣體中的肝醣（能量的來源）含量是牛肉的3倍，因此肉質甘甜，而且食後精神變好。適合感到疲憊的所有人。

此外還有，

・馬和牛不同，不會反芻所以內臟比較乾淨。

・不容易施用抗生素，幾乎不會有藥物殘留的問題。

・用油脂精製的馬油，對美容美膚有全面性的功效。等等，這些好處是否已經讓您成為了馬肉的支持者？

◎漢堡肉排的元祖是馬肉料理!?

最有名的洋食－漢堡肉排。13世紀時攻入歐洲的蒙古民族之一韃靼族人的馬肉料理，最後成為了著名的韃靼牛排。在德國的港都漢堡，就由生的轉成烤肉料理的型式，據說當船員們把這料理帶回英美等國內後，漢堡的名稱便因此而傳開。

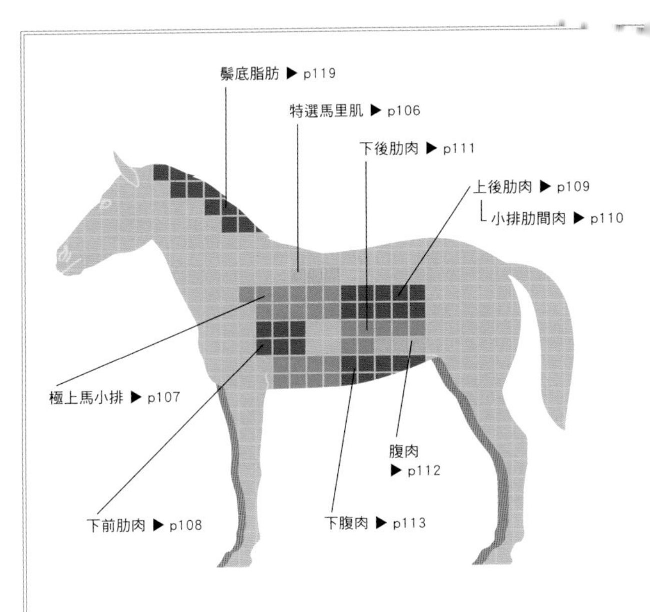
鬃底脂肪 ▶ p119
特選馬里肌 ▶ p106
下後肋肉 ▶ p111
上後肋肉 ▶ p109
小排肋間肉 ▶ p110
極上馬小排 ▶ p107
腹肉 ▶ p112
下前肋肉 ▶ p108
下腹肉 ▶ p113

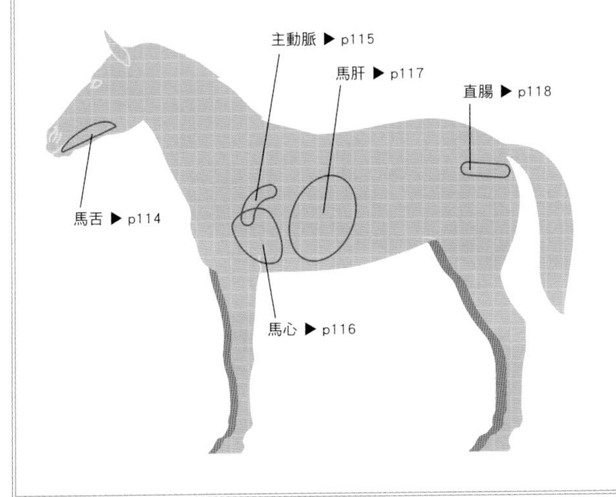
主動脈 ▶ p115
馬肝 ▶ p117
直腸 ▶ p118
馬舌 ▶ p114
馬心 ▶ p116

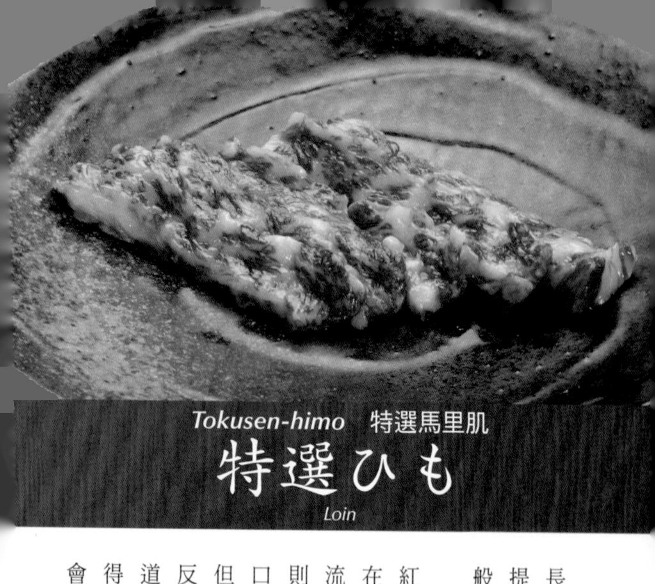

Tokusen-himo 特選馬里肌

特選ひも

Loin

背部左右各有1條靠近里肌肉的長條帶狀肉。銀座的こじま屋裡只提供燒烤一種吃法，但在熊本縣一般用來生食。

就像別稱的「里肌帶」，清澄的粉紅肉質和純白色脂肪交織的美感，在燒烤之前就足以讓老饕們口水直流了。稍微上火燒烤一下入口時，則和想像完全一致的美味，又再讓口水直流了。整體上脂肪略占上風，但不致於損及肉和脂肪的均衡感，反而讓這個部位肉質特有的高雅味道更上層樓。口感上也遠較外觀來得紮實，只要吃上一口，任何人都會愛上它的。

別稱

ロースひも

價格的參考

★★☆☆☆

稀有度

★★★☆☆

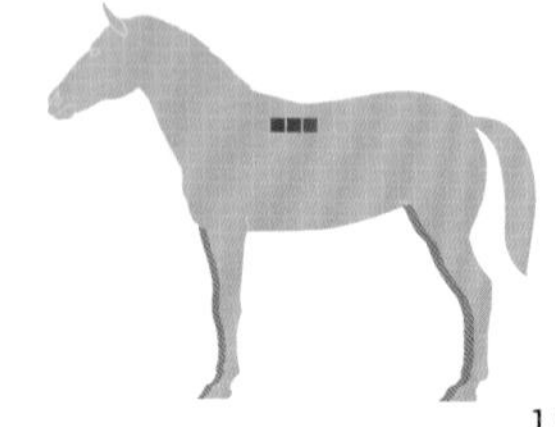

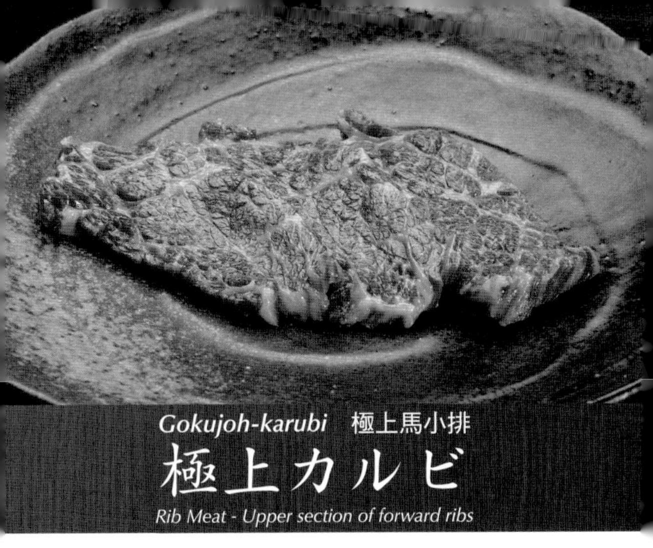

Gokujoh-karubi 極上馬小排

極上カルビ

Rib Meat - Upper section of forward ribs

前腹肉（三層肉。是馬體前方靠胸部的腹肉＝肋骨周圍的肉）裡，靠近背部的肋骨外側的肉。後方連接上後肋肉，內側部位稱為紐（ひも）。這部位是使用在特選生馬肉，或是極上握壽司的最高級馬肉，因此價格也高昂。

分布均勻的方格狀油花讓人立刻連想到，一定有極佳的肉和油脂均衡度。入口之後不但極嫩而且味道輕柔，這優質的口感立刻可以讓人驚豔。輕柔擴散到舌上的油脂，一直維持著細致而清淡的甘甜，也不會脹肚子。真不愧是價格和人氣都排名第一的好料。

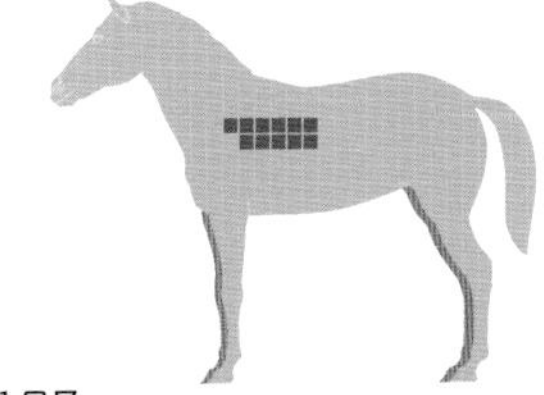

別稱

三枚バラ

價格的參考

★★★☆☆

稀有度

★★★★☆

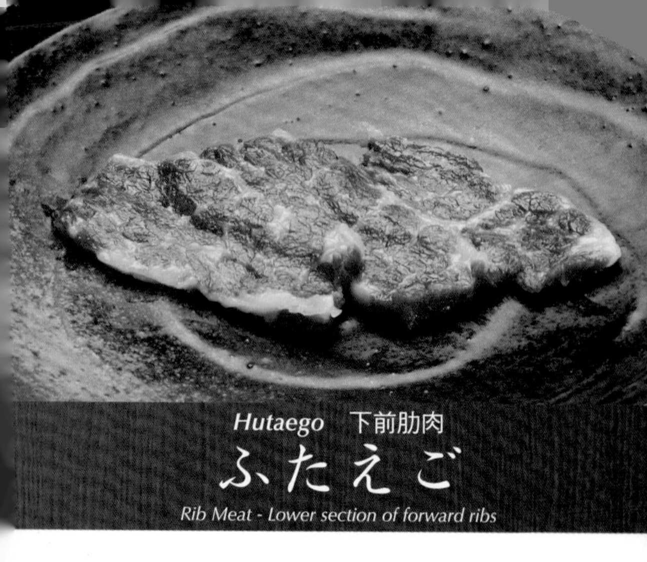

Hutaego 下前肋肉

ふたえご

Rib Meat - Lower section of forward ribs

在前腹肉裡，屬於較極上馬小排靠近腹部的脇腹前部的肉。內側有里肌，後方則連接腹肉裡的下後肋肉。

這部位的肉質獨特，是由瘦肉和脂肪堆疊出二層到三層。由於只能從肥育狀態良好的馬匹裡少量取得，因此不是常備的肉種。入口後的嚼感紮實而良好，味道上也沒有任何異味，因此只要吃上一次大概就會愛上它的。

有人說「生馬肉以富含油脂的下前肋肉為首選」，有著豐富甘甜味和輕柔嚼感的生馬肉，深受愛好馬肉老饕們的喜愛。

別稱

\- - - - - -

價格的參考

★★☆☆☆☆ (2.5)

稀有度

★★☆☆☆

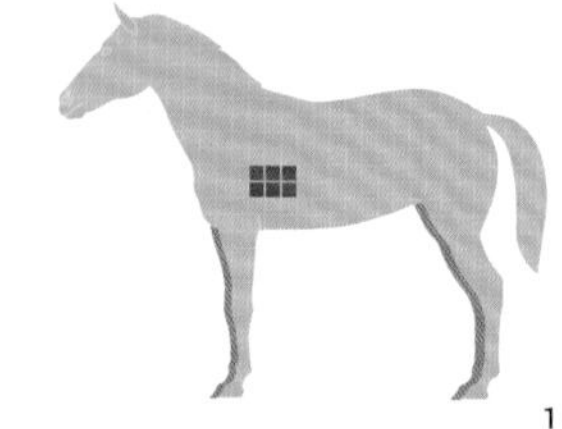

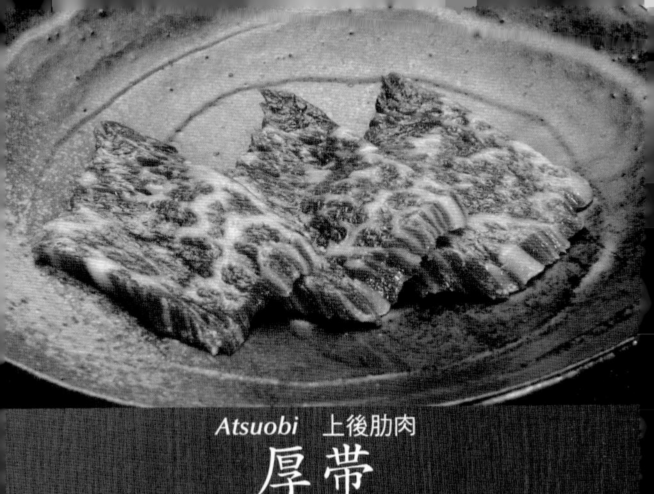

Atsuobi 上後肋肉

厚帯

Rib Meat - Upper section of rear ribs

後腹肉（五花肉。後方靠近腰部的腹肉）裡，靠近背部的肋骨外側肉。前方為前腹肉的極上馬小排，背面則是小排肋間肉。

滿布均勻脂肪的肉，生馬肉嘗來綿密濃郁，油脂一下子溶在口中，而且可說是完全沒有存留，是喜愛脂肪的同好們絕對不可錯過的美味。而燒烤的程度愈高，脂肪溶解的愈多，相對地嚼感就會更鮮明。

馬體左右約可以取得10公斤的肉，以視覺判斷分為生食用、烤肉用和肉膾用等，味道上沒有明顯的不同。

別稱

價格的參考

★★☆☆☆

稀有度

★★★☆☆

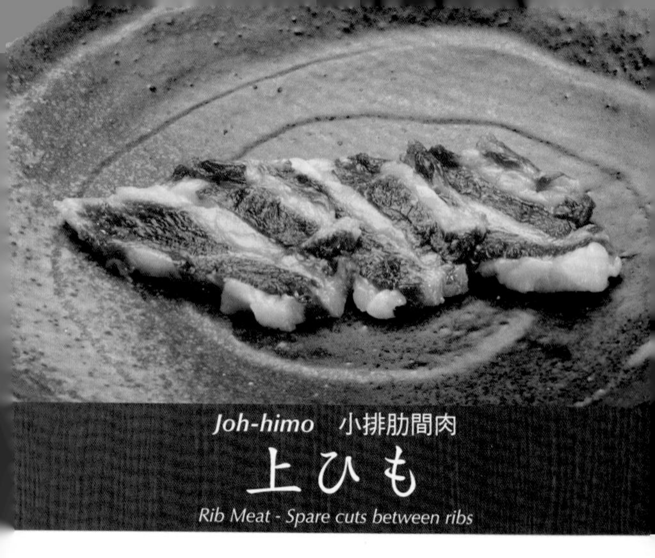

Joh-himo 小排肋間肉

上ひも

Rib Meat - Spare cuts between ribs

位於上後肋肉背面，前方連接前腹的里肌。部位是肋骨和肋骨之間，換成牛肉的話就是所謂的肋間肉（27頁）部位的肉。

肉與脂肪的紅白對比，不只是生的時候美，連燒烤之後都極美，令人不禁食指大動。乍看很濃的脂肪，在入口的瞬間，甚至感覺得到在舌頭上快速地化開。相對地，肉的部分則有紮實的嚼感，味道也十分厚實，和外觀上的感受十分一致。

生食時，肉和脂肪的部分都沒有特別的異味或是特徵，但也因為如此而十分易於入口。

別稱

價格的參考

★★☆☆☆

稀有度

★★☆☆☆

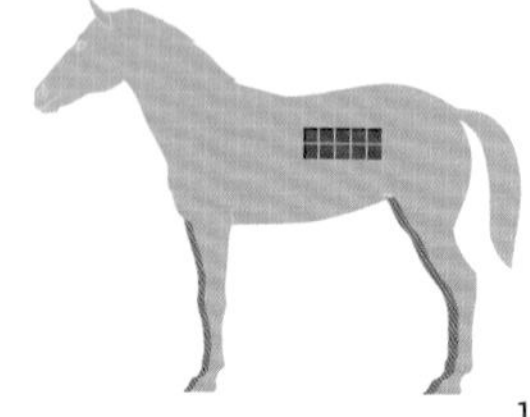

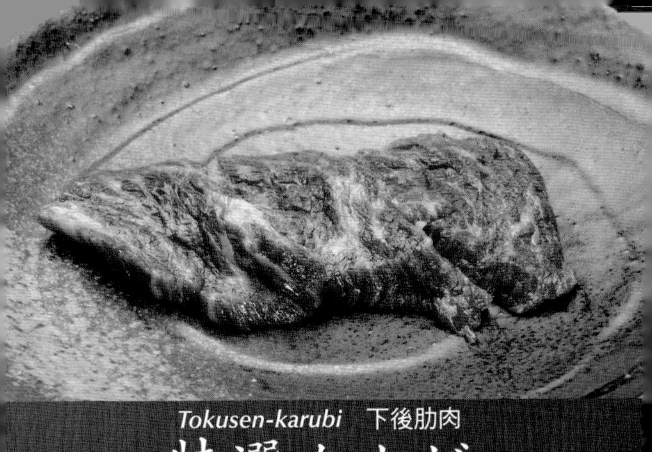

Tokusen-karubi　下後肋肉

特選カルビ

Rib Meat - Lower section of rear ribs

後腹部位比上後肋肉靠近腹部的脇腹部位肉。前方連接前腹的下前肋肉；下方則連接腹肉和下腹肉。

乍看之下就可以感覺到豐富的味覺，紮實的感覺極佳。脂肪不多的這塊肉，單面可以烤到帶些焦，另一面則只需輕烤一下即可。和下一頁的腹肉相同，絕對不該烤過頭。脂肪輕柔地帶過舌面，肉的部分也爽口，完全沒有膩人的感覺。

生食的時候，除了清爽的甘甜之外，還可以享用到脂肪、肉和嚼感3者之間極佳的均衡度。

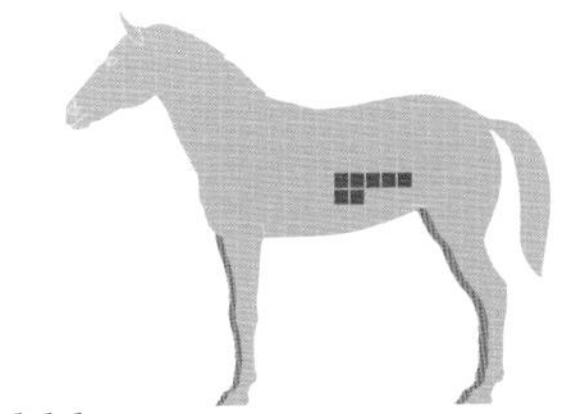

別稱

薄帯

價格的參考

★★★☆☆

稀有度

★★☆☆☆

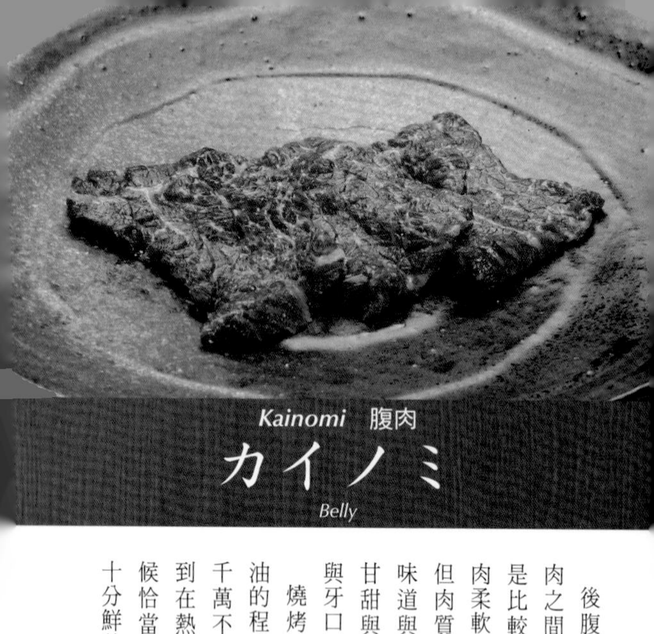

Kainomi 腹肉

カイノミ

Belly

後腹肉裡，夾在下後肋肉和下腹肉之間的三角形部分，以腹肉而言是比較稀少的部位。肉質比上後肋肉柔軟，雖有細細的脂肪參在其中，但肉質接近瘦肉。可以同時享用到味道與口感，也就是可以同時吃到甘甜與柔嫩的生食方式，受到女性與牙口不佳的老年人喜愛。

燒烤時，單面為烤到微焦略為出油的程度，另一面則過一下火即可，千萬不要烤過了頭。如此便可以吃到在熱度下溶化的甘美油脂，與火候恰當所烤出肉質軟嫩的肉，味道十分鮮美。

別稱

價格的參考

★★☆☆☆☆

稀有度

★★☆☆☆

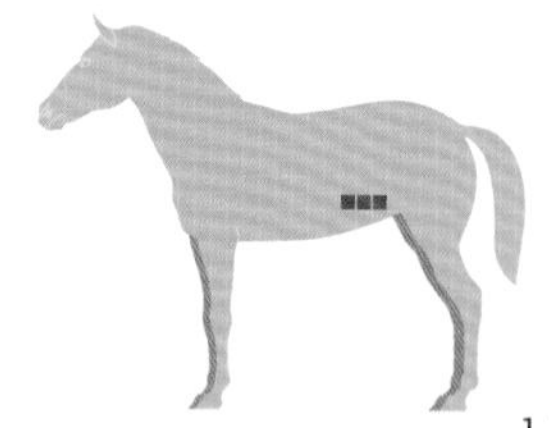

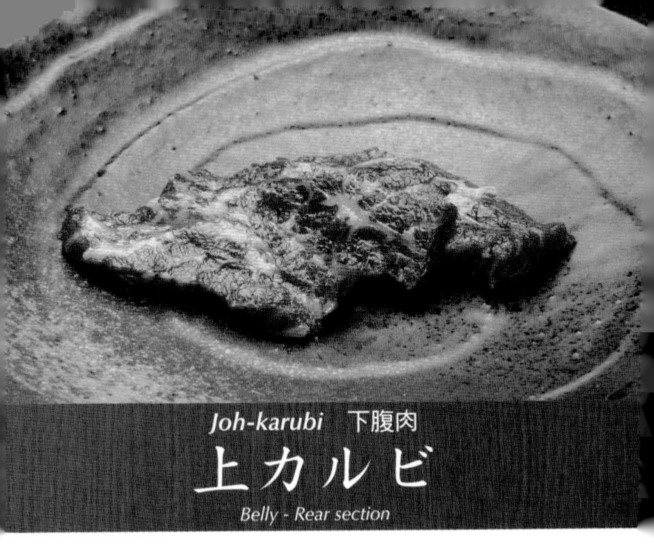

Joh-karubi 下腹肉

上カルビ

Belly - Rear section

後腹肉裡位於馬體下部、腹部一帶的肉。之所以有下腹薄的別稱，就是因為在馬的各種腹肉裡，相較於上腹肉要來得薄的緣故。這部分和牛肉相同，都是最適合燒烤的部位（據說在正宗的熊本縣裡，這部位仍是用來生食）。

薄薄一層脂肪的肉有著適度的嚼感，在沒有異味、符合期待的肉味裡，卻混合著脂肪淡淡的甘甜；這是燒烤後才有的味道，絕佳的美味。

偏少的脂肪提升了肉的味道，可以一片接著一片，愉快地幾片就下了肚。這部分是大家都喜愛的味道。

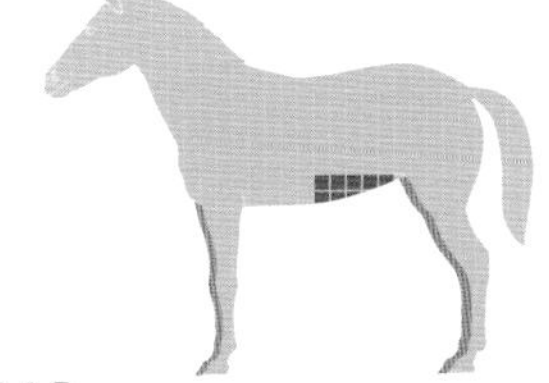

別稱

バラ薄、ちょうちん

價格的參考

★★☆☆☆

稀有度

★★☆☆☆

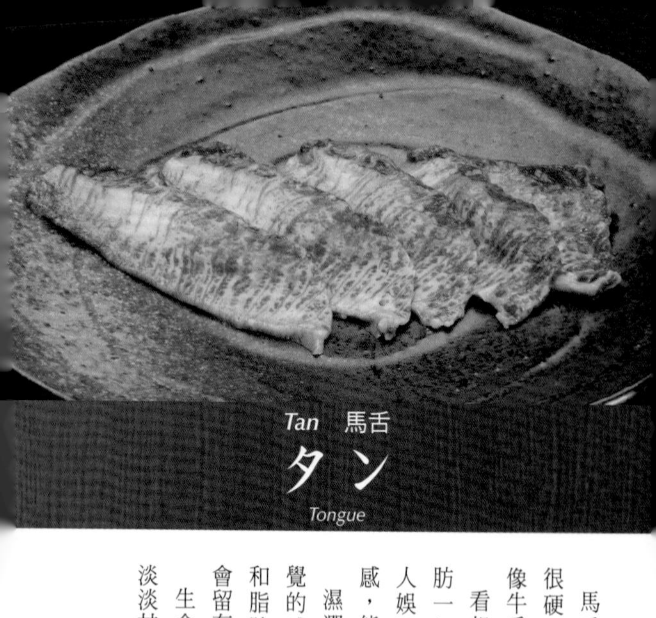

Tan　馬舌

タン

Tongue

馬舌，尤其指的是舌根部（舌尖很硬因此不能食用。另外，馬舌不像牛舌般細分）。

看起來像是瘦肉裡夾雜了無數脂肪一般的肉質，清脆Q彈的嚼感令人娛悅。但要能做出這種獨特的口感，能切得夠薄是第一要素。

濕潤清淡而柔順的味道則一如視覺的感受。沒有異味也不膩人，肉和脂肪混然一體，食用之後口中不會留有任何雜味。

生食時具有很好的嚼感，獨特的淡淡甘甜味，則會留下清爽的印象。

別稱

價格的參考

★★☆☆☆（2.5）

稀有度

★★★☆☆

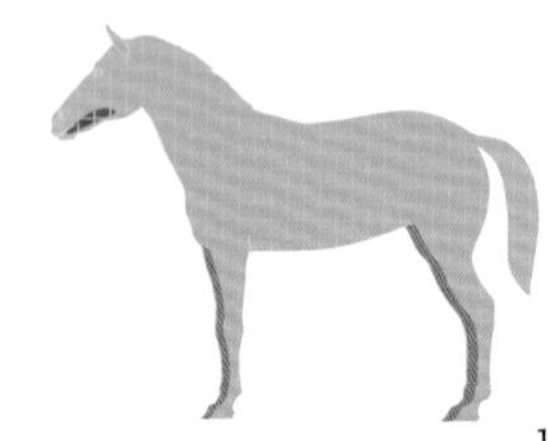

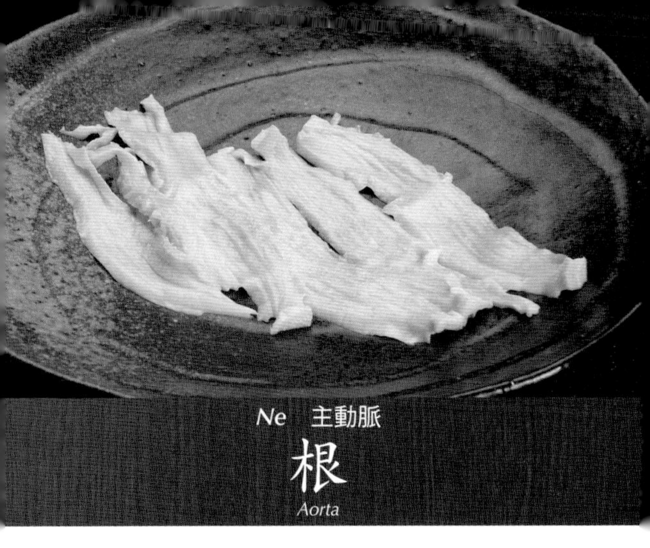

Ne　主動脈

根

Aorta

就是直接連到心臟的大動脈。圖中的是將血管切開後處理乾淨，但即便如此，還是很難在這乳白色的薄切當中，找到任何主動脈的影子。

主動脈和下頁的馬心同屬稀少部位，但食用時的美好感受則值得特書一番。

先是Q脆的口感，這種又帶勁又脆的口感十分有意思。再加上完全沒有特別的異味，不論用鹽或是醬汁，只要在自己喜歡的調味下就一定美味。除了喜好內臟的人之外，一般人也能輕鬆入口正是優點所在。生食也味美。

別稱

心根（しんね）

價格的參考

★★☆☆☆

稀有度

★★★☆☆

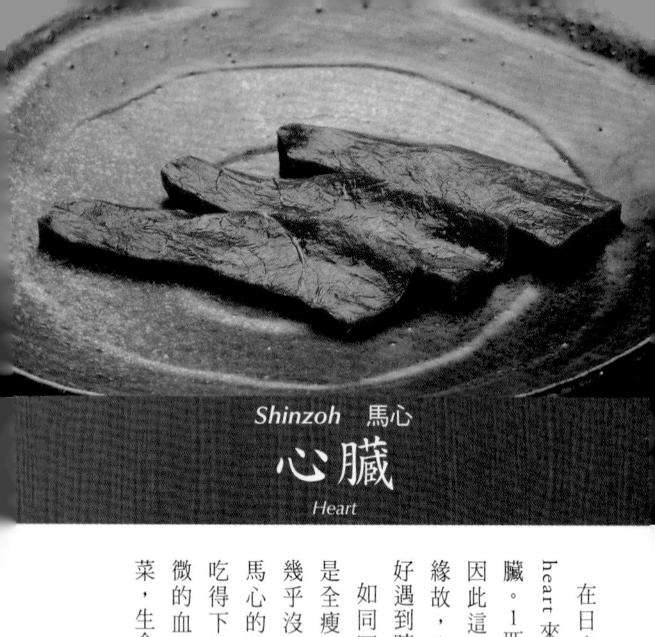

Shinzoh　馬心

心臟

Heart

在日本國內，牛心豬心通常都以heart來稱呼，馬心則直接稱為心臟。1匹馬當然只能取得1個心臟，因此這也算是稀少部位。因此這個緣故，常備馬心的店很少，如果正好遇到時請務必點用嘗鮮。

如同圖中所示，完全沒有脂肪像是全瘦的肉，一咬即下的脆嫩感和幾乎沒有任何特別味道的清淡，是馬心的特徵。感覺上是想吃多少都吃得下的部位，但烤半熟時會有些微的血味。大部分會用來作為下酒菜，生食味道也不錯。

別稱

價格的參考

★★☆☆☆

稀有度

★★☆☆☆

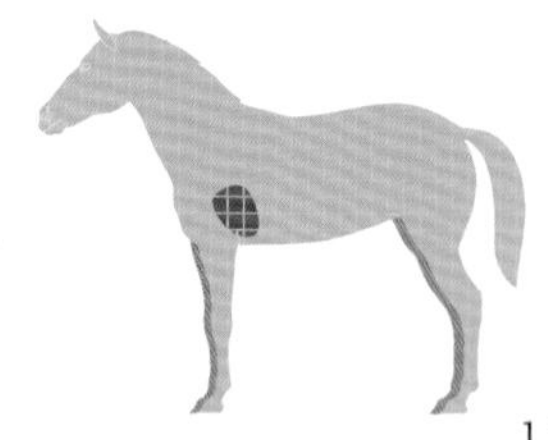

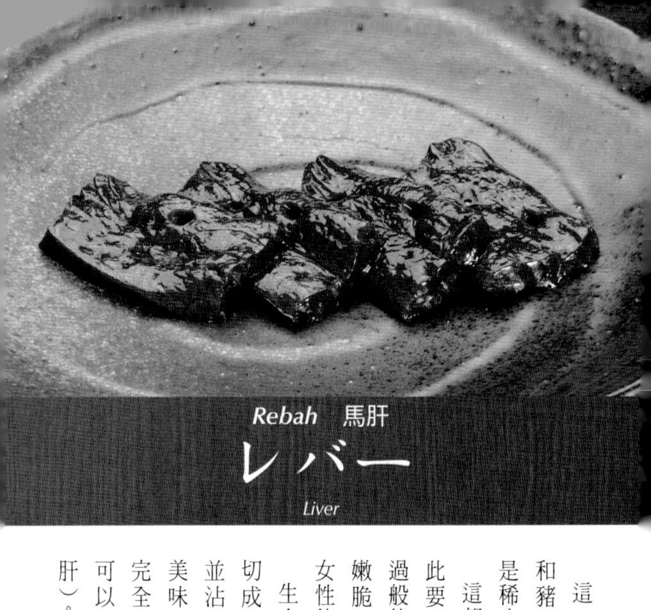

Rebah　馬肝

レバー

Liver

這一看就知道是肝臟，相較於牛和豬的肝是內臟類的主流，馬肝則是稀少部位。

這部位大都認為「生食最佳」，因此要烤的話就輕輕烤一下，像沒烤過般的感覺即可。就因為只有輕烤，嫩脆的口感更形出色，在日本受到女性的喜愛。

生食時，為了顯示Q彈的口感而切成骰子狀，食用時可以用麻油，並沾鹽食用，更能帶出清爽鮮甜的美味。和牛豬的肝比較之下，馬肝完全不會膩人，連第一次吃的人都可以輕易入口（圖為燒烤用的生馬肝）。

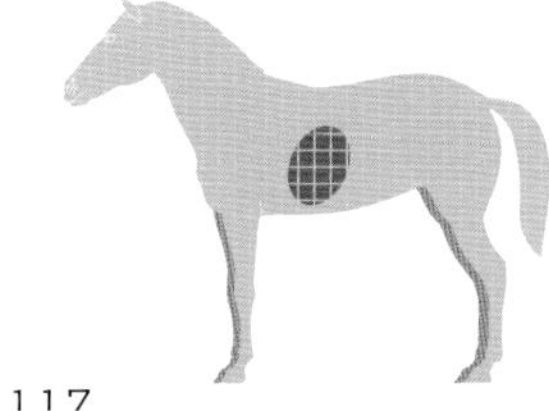

別稱

價格的參考

★★☆☆☆

稀有度

★★★☆☆

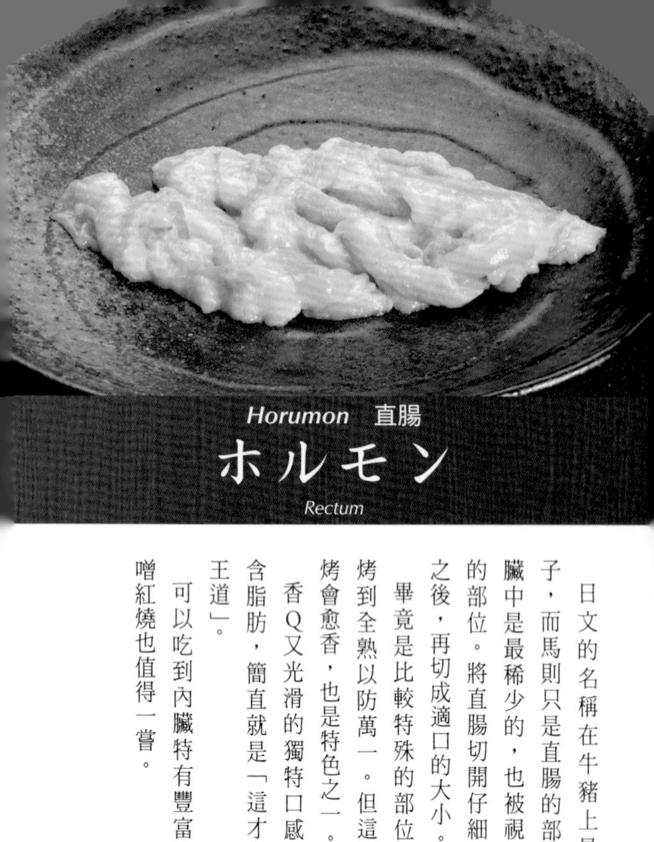

Horumon 直腸

ホルモン

Rectum

日文的名稱在牛豬上是泛指腸子，而馬則只是直腸的部位。在肉臟中是最稀少的，也被視為最高級的部位。將直腸切開仔細清洗處理之後，再切成適口的大小。

畢竟是比較特殊的部位，因此應烤到全熟以防萬一。但這個部位愈烤會愈香，也是特色之一。

香Q又光滑的獨特口感，加上富含脂肪，簡直就是「這才是內臟的王道」。

可以吃到內臟特有豐富味道的味噌紅燒也值得一嘗。

別稱

價格的參考

★★☆☆☆

稀有度

★★★☆☆

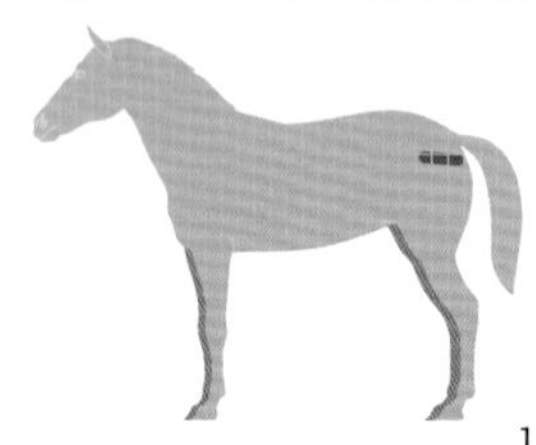

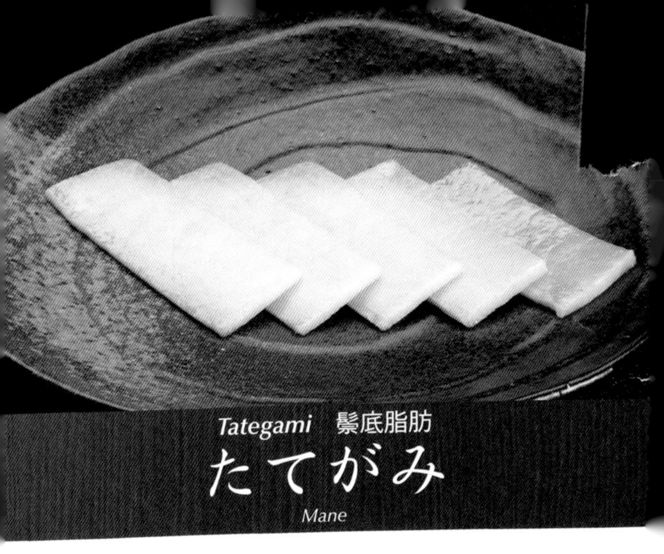

Tategami 鬃底脂肪

たてがみ

Mane

馬鬃的底部，富含膠原蛋白的部位。雖然大都是生食，但考慮到味道、營養價值和效能，還是列出作為參考。

馬油是以廣泛的利用領域和高功效聞名。其中尤以只用鬃底脂肪做出的馬油，更可以取代調理用油；可以取代美容液；可以取代傷藥等等，用在任何地方都是「最高級」的。

生食用鬃底脂肪極富美感。嚼感Q彈爽口，清爽而甘甜的油脂則順順地在口中化開，更加助長了之後出現「我一定會變美」的期待。換句話說，這部位可是「不吃就會吃虧」的部位。

別稱

コーネ

價格的參考

★☆☆☆☆

稀有度

★★☆☆☆

馬的基礎知識2

◎配合用途做出改良

馬和人的關係歷史久遠，從據說成為家畜的西元前4000～3000年左右開始，經過無數次的品種改良，以適應軍事、搬運、農耕等不同的需求。現在全世界飼養的馬匹，據說品種已達約200種。

◎馬的品種

日本國內一般是以體格作為區分的基準，除了「輕種」「重種」「中間種」之外，還有「原生種」。

①輕種　賽馬、騎乘馬用的苗條馬種，體重為400～500公斤。品種包含純種馬、盎格魯阿拉伯馬等。

②重種　搬運、農耕用的肌肉型健壯馬種，體重為800～1000公斤。品種包含佩爾什馬、薛爾馬、比利時重馬、布雷頓馬。

③中間種　是輕種和重種的混血馬，種類很多；多作馬術和騎乘用途。品種有盎格魯馬、諾曼地馬、快步馬。

④原生種　繼承了日本古來原生馬種的美觀和特質的珍貴馬種，中小型馬而體健。有北海道和種（北海道）、木曾馬（長野、岐阜）、野間馬（愛媛）、對州馬（長崎）、御崎馬（宮崎）、吐噶喇馬（鹿兒島）、與那國馬（沖繩）、宮古馬（沖繩）等八種受到保護。

◎食用的品種

日本國內大都由專用牧場，培育世界最大的佩爾什馬、原產於比利時的比利時重馬、原產於法國的布雷頓馬等屬於重馬的馬種，以及其交配種。

雞肉〈肉、內臟〉

Toriniku(Shoniku·Naizo)

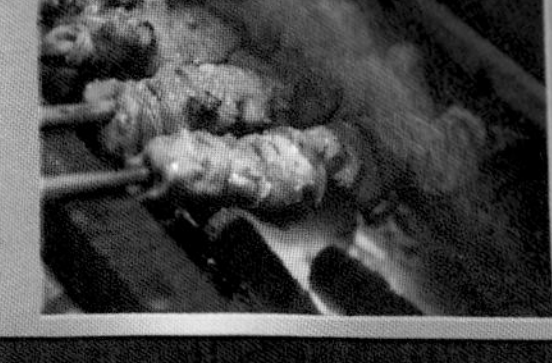

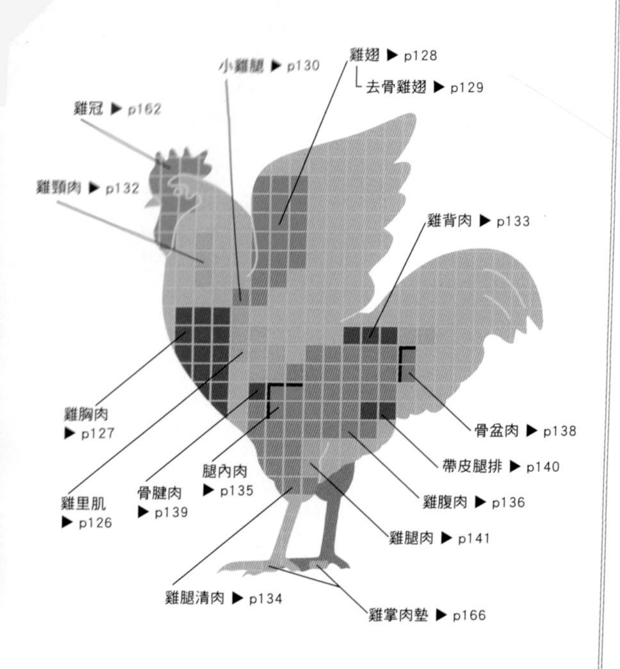
雞翅 ▶ p128
去骨雞翅 ▶ p129
小雞腿 ▶ p130
雞冠 ▶ p162
雞頸肉 ▶ p132
雞背肉 ▶ p133
雞胸肉 ▶ p127
骨盆肉 ▶ p138
帶皮腿排 ▶ p140
腿內肉 ▶ p135
雞里肌 ▶ p126
骨腱肉 ▶ p139
雞腹肉 ▶ p136
雞腿肉 ▶ p141
雞腿清肉 ▶ p134
雞掌肉墊 ▶ p166

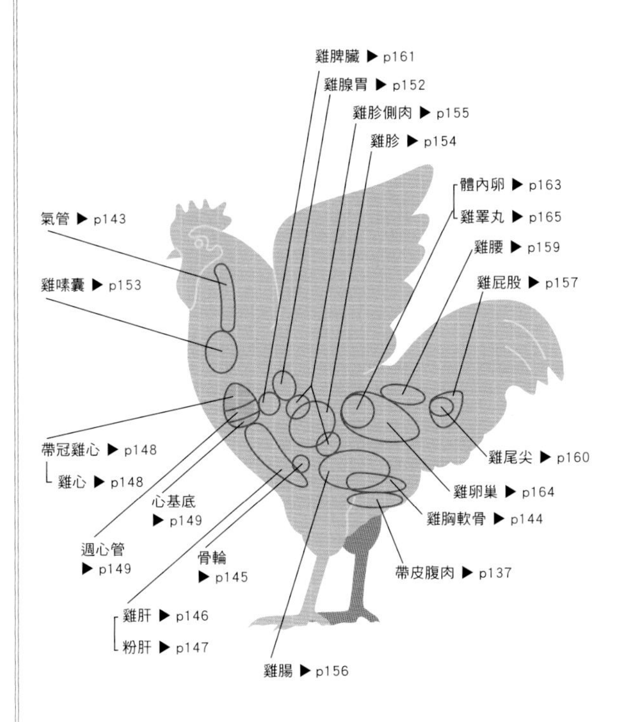
雞脾臟 ▶ p161
雞腺胃 ▶ p152
雞胗側肉 ▶ p155
雞胗 ▶ p154
體內卵 ▶ p163
雞睪丸 ▶ p165
氣管 ▶ p143
雞腰 ▶ p159
雞嗉囊 ▶ p153
雞屁股 ▶ p157
帶冠雞心 ▶ p148
雞心 ▶ p148
雞尾尖 ▶ p160
心基底
▶ p149
雞卵巢 ▶ p164
雞胸軟骨 ▶ p144
週心管
▶ p149
骨輪
▶ p145
帶皮腹肉 ▶ p137
雞肝 ▶ p146
粉肝 ▶ p147
雞腸 ▶ p156

雞的基礎知識

◎個頭小，部位的區分卻很含糊

雞的部位可以大分為以下8種。

1雞翅（翅尖、翅中、翅腿）2雞胸3雞腿4雞里肌5雞皮6雞心7雞肝8雞胗

將這些主要部位再分切到更細，或是將其他部位加以商品化，便構成了燒烤店的菜色。

◎小小個頭卻可以串出這麼多來

本書列出的串燒共有41種，加上拍了照但沒有介紹的4種相同部位的變化種，共45種！

雞個頭雖小，但雌雄特有的部位、一隻雞無法做成一串的超珍稀部位、或是使用老母雞的雞腿；一次就集合了這麼大量而多采的雞串，應該是去到全日本的任何一家燒烤店都做不到的吧（配合本書拍攝的店例外）。換句話說，現在各位讀者拿在手上的書籍，裡面的烤雞串種類絕對讓人驚訝，因為連很多高階烤雞串迷應該都是第一次看到呢。

◎個頭雖小卻營養豐富

雞肉也和牛肉豬肉一樣，每個部位的營養價值都不同。像是，雞里肌是蛋白質豐富；雞胗除了蛋白質外，也有豐富的維他命B；雞腿則是維他命、脂肪和蛋白質比例十分均衡等等。先想好對身體有什麼好處，再來好好享用你喜歡的串燒吧。

◎「肉雞」是專供食肉的春雞總稱

改良為適合大量飼養，而且可以在短期內養肥出貨的春雞，總稱為肉雞。飼養期間約50日，肉質柔軟，味道清淡膽固醇低。肉雞的生產是以全球規模，徹底地執行了合理化。

如果單單介紹日本國內，則是日本國內企業，進口國外企業繁殖「原原種雞」生的雛雞＝「原種雞」並加以繁殖，↓將「原種雞」生的雛雞＝「種雞」在日本國內的專業農場繁殖；↓「種雞」生的雛雞＝「商用童子雞」在肉雞農戶飼養出貨。另外，「商用童子雞」沒有生殖能力，日本國內的主要產地是宮崎、鹿兒島、岩手等三個縣。

◎擁有在地血統的「土雞」

日本的JAS標準，對土雞肉定有詳細的規格基準，其中最關鍵的部分便是血統。基準要求的是，必須是在來種和在來種交配，或在來種和國外種交配的雞種才可以。所謂的在來種，是指到明治時代之前已經在日本國內存在的雞種；JAS指定了比內雞、薩摩雞、鬥雞等共38種。土雞飼養期長，要有80天以上，肉質緊實有嚼感。

◎特殊飼養方法的「品牌雞」

品牌雞，是指和普通的肉雞相反，將大型食肉專用種的雛雞餵食植物性飼料、艾草、海藻等低熱量食物，拉長飼養時間培養出的雞隻。必須標示規定的品質。

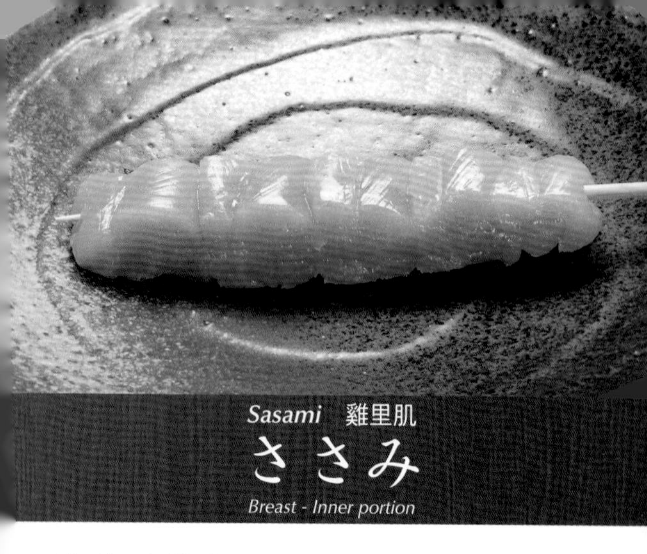

Sasami　雞里肌
ささみ
Breast - Inner portion

位於大片胸肉的內側，是雞全身最用不到的肌肉，因此肉質柔嫩而脂肪也少；相當於豬的小里肌或牛的腓力部位。日文名稱Sasami則是因為形狀像竹葉（Sasa）而得名。

燒烤的程度以半熟為佳，通透的粉紅色肉，一轉為淡淡的白色時便是享用時機。燒烤的顏色既美又能保持半熟的熟度，便是靠師傅的功力了。

帶著微微甜味的肉，有著輕柔而高雅的味道。輕灑鹽烤出的清淡味道，卻和芥茉或海苔片極為對味。如果和下一頁的雞胸肉做比較的話，里肌像是高雅品嘗，而雞胸就是大口吃肉的感覺了。

別稱

價格的參考

★★☆☆☆（2.5）

稀有度

★☆☆☆☆

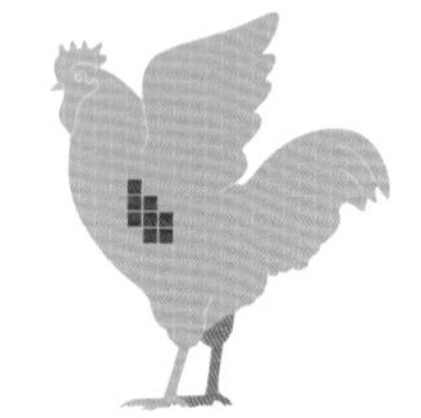

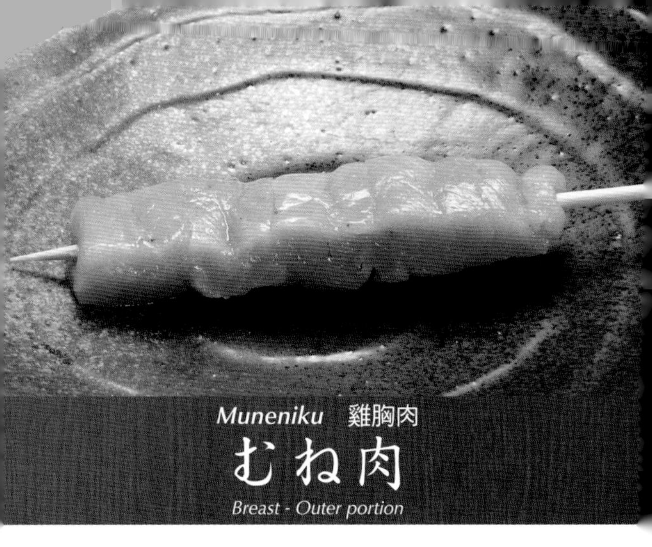

Muneniku 雞胸肉

むね肉

Breast - Outer portion

指的是位於正面胸部，名為淺胸肌的大塊肉塊。用竹籤串好之後，外觀和雞里肌幾乎分不出來。但是肉質比里肌緊實，因此具有嚼感，入口後的口感亦佳。有不少人愛吃這種帶有些清脆口感，以及像是濃縮了雞肉精華的味道。再加上一點芥茉享用的話，更有豪邁大口吃肉的感覺。

很受歡迎的烤雞肉串裡，還有另一種使用雞胸肉的是雞肉丸串。在胸肉末裡加上雞蛋和洋蔥增加黏度，再以醬汁烤成；尤其受到小朋友們的喜愛，就像是雞肉漢堡排般的感覺。烤好之後有些甜而淡雅，吃起來不容易膩的味道令人驚豔。

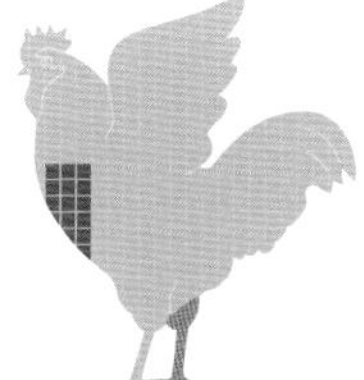

別稱

かしわ

價格的參考

★★☆☆☆

稀有度

★☆☆☆☆

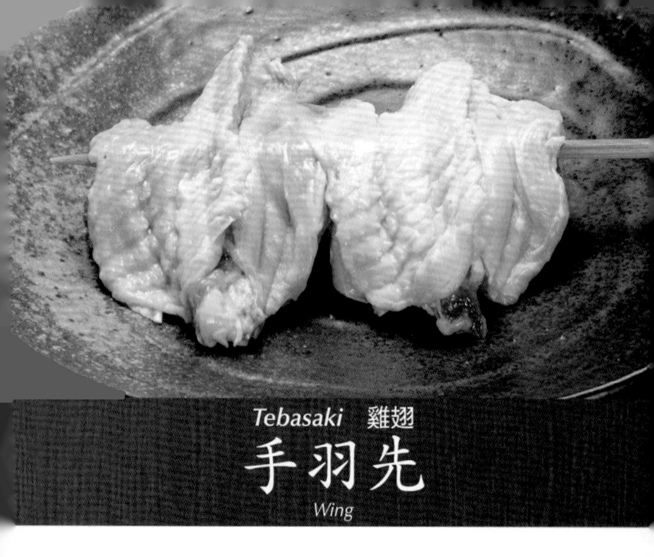

Tebasaki　雞翅

手羽先

Wing

雞翅

指的是由翅膀尖端到肘部，各種肌肉齊集以運動翅膀的部位。

這各種肌肉齊集的部位，帶皮帶骨去烤，便是烤雞翅的傳統方式。據說雞肉帶骨燒烤時，由骨頭滲出的精華會滲入肉裡，更添雞肉的美味。

輕輕灑上鹽後燒烤，皮、肉、油脂將完全融合。不但油脂和甘甜味十分均衡，再加上雞翅肉本身提供了極佳的美味。皮、肉、油這三大要素齊全，走在烤雞串王道之首的雞翅，有不少狂熱的雞翅迷力挺「烤雞肉串裡第一名非此莫屬」。吃的時

別稱

手羽、手羽中

價格的參考

★★⯪☆☆

稀有度

★☆☆☆☆

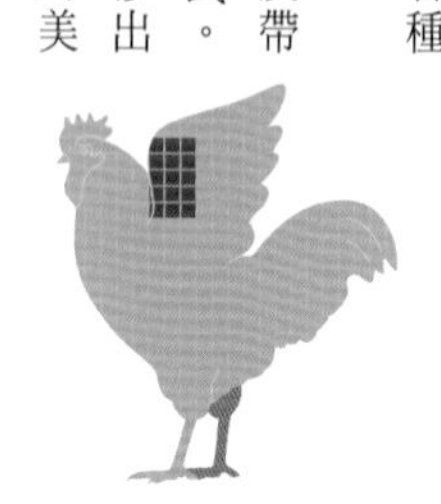

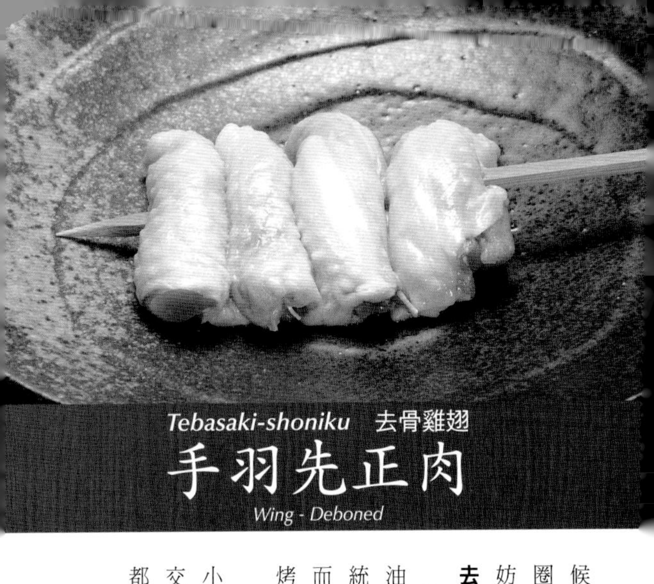

Tebasaki-shoniku 去骨雞翅

手羽先正肉

Wing - Deboned

候，只要把雞骨像是挖東西般轉一圈，就可以輕鬆剝開翅肉，各位不妨試試這方法。

去骨雞翅

將雞翅去骨後的肉。既軟又嫩有油脂又多汁，可說是人人喜愛的正統口味；一眼看去就顯得十分營養而且有很豐富的感覺。一般用鹽燒烤，但用醬汁一樣對味。

用這雞翅肉捲著青蔥，中間搭配小甜椒和香菇的翅肉青蔥卷，以及交互串著雞肉和青蔥的青蔥肉串，都是備受歡迎的菜色。

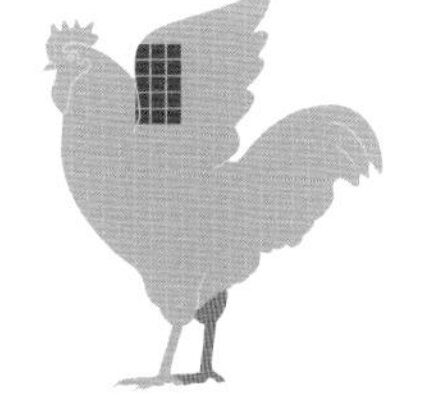

別稱

手羽、手羽中

價格的參考

★★½☆☆

稀有度

★☆☆☆☆

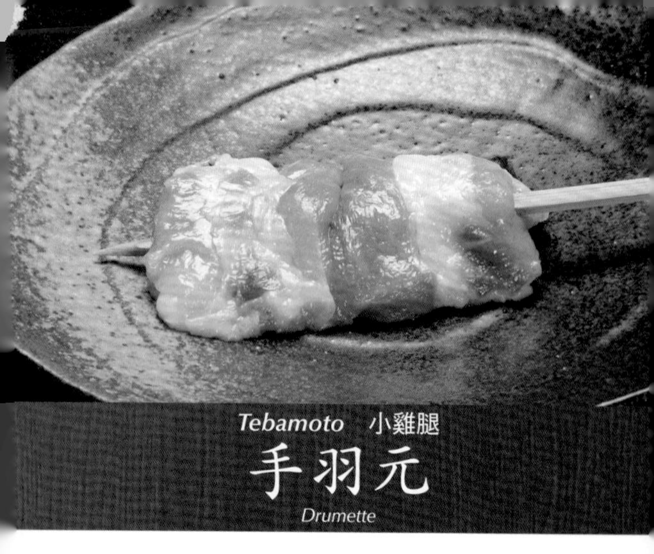

Tebamoto 小雞腿

手羽元

Drumette

運動翅膀的肌肉裡，從肘部到肩部下方的部位，相當於一般的上腕二頭肌和上腕三頭肌的部位。和雞翅不同的是，這個部位在燒烤時要去骨。

正因為這肌肉是雞用來飛行的翅膀，比喻為人的話是雙手的肌肉，運動量自然極大。因此，這部分的肉質緊實，圖片中也看得到不少的脂肪。

吃進口中後，這肉有著不錯的口感，而且嚼感也很穩定，很有雞肉清淡沒怪味的特色。口感和雞胸肉類似，但比胸肉油脂多，肉汁也多。入口後嚼著嚼著味道便逐漸出現擴散，這也十分具有烤雞的風格；和酸桔醋很對味。

別稱

價格的參考

★★½☆☆

稀有度

★½☆☆☆

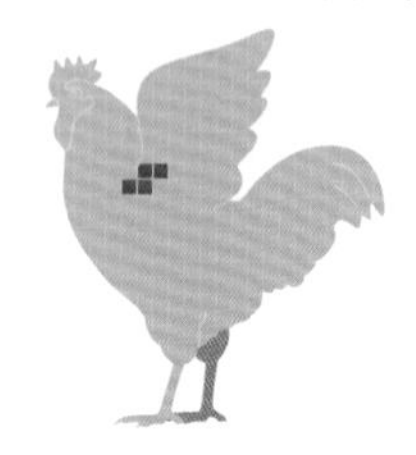

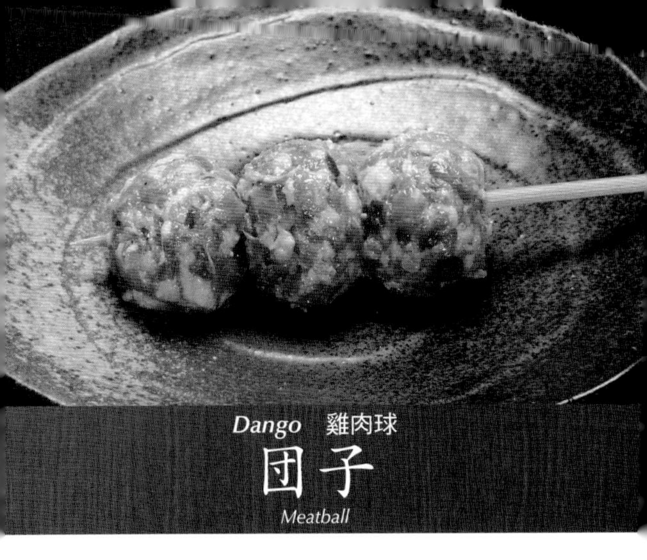

Dango 雞肉球

団子

Meatball

把胸肉、翅肉、腿肉等雞肉所有的部位，加上雞肝等數種內臟混在一起，用粗絞之後做成適口大小的肉丸再串起來後便是雞肉球。這樣子當然只能說是肉球了，雖然外觀上和雞肉丸子很近似，但雞肉丸子以雞胸肉為主，而且使用雞蛋等提高黏度；而這雞肉球則只使用了肉和內臟，完全沒有其他添加物。

口感粗粗的，有著鹹鹹的複雜的肉味，再加上脂肪的甘甜，是和啤酒最搭的味道和口感。而和小朋友愛吃的雞肉丸子之間，就有著明顯的區別了。

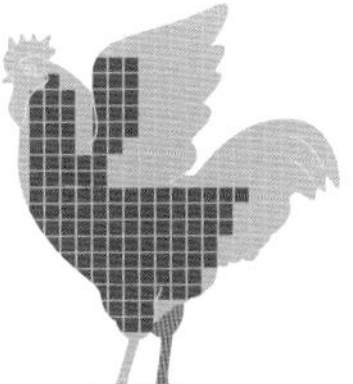

別稱

價格的參考

★★☆☆☆

稀有度

★☆☆☆☆

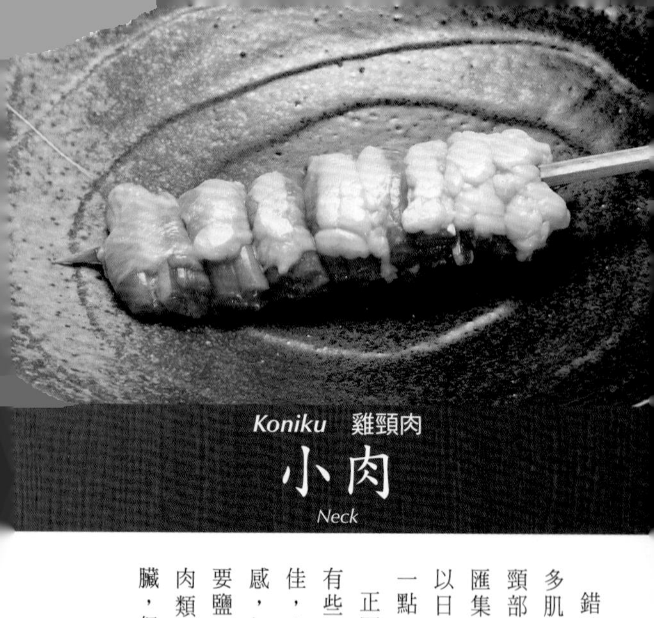

Koniku 雞頸肉

小肉

Neck

錯綜筋、頸半棘肌、頸長肌等眾多肌肉匯集的頸部筋肉總稱。雞的頸部很長，有多種不同種類的筋肉匯集，但能夠取用的肉卻極少。所以日文這小肉的名稱，就是來自於一點一點把肉剝下來的動作。

正因為是運動量大的部位，多少有些多筋的感覺，但肉質緊實嚼感佳，也有足夠的油脂。這肉的紮實感，加上油脂及豐富的肉汁，都需要鹽的提味。不過，這頸肉到底歸肉類還是內臟？部分商家歸入內臟，但大部分店家都列入肉類。

別稱

せせり、首肉

價格的參考

★★⯪☆☆

稀有度

★⯪☆☆☆

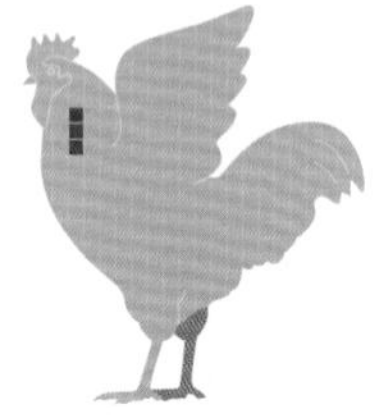

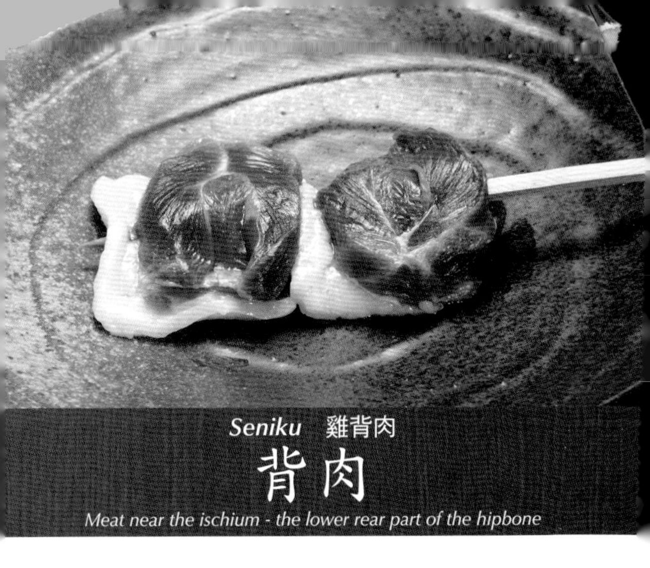

Seniku 雞背肉

背肉

Meat near the ischium - the lower rear part of the hipbone

位於坐骨上方，雞腿上方的穴（坐骨孔）附近的肉。由外觀上看，則相當於雞背部的下端，這也是背肉之名的由來。

有一整塊紅色清澄的肉，旁邊則是多量美麗純白的油脂。一看就覺得奢華的這一串，在牛肉裡就相當於沙朗的部位。嚼感筋道，嚼著嚼著肉汁便充滿口中。可以放心大膽一口咬下，味道卻不是很濃，這才是饕客們垂涎的美味。也有不少人特愛此味，稱為「特極雞肉的味道」。1隻雞就只能取下這一串，以鹽燒烤。

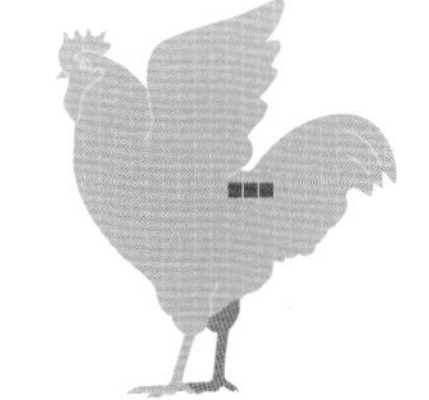

別稱

ソリ、ソレリス

價格的參考

★★½☆☆

稀有度

★★☆☆☆

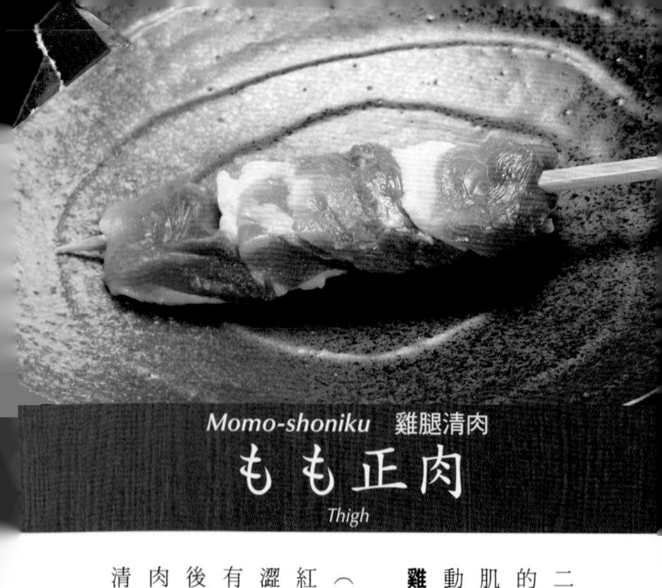

Momo-shoniku　雞腿清肉

もも正肉

Thigh

雞腿肉，是大腿筋膜張肌、大腿二頭肌以及長腓骨肌等，換成人類的話，就相當於大腿和小腿上所有肌肉的總稱。當然，這個部位的運動量很大。

雞腿清肉

圖為雞齡150日，正好剛成年（？）的雞腿清肉。透明而新鮮的紅肉裡參雜的脂肪，就像是少女羞澀的臉龐般甜美。即使如此，卻仍有著足夠的嚼感，一口口的咀嚼之後，在豐富的肉汁中湧現出甘美的肉味。肉味純正無怪味，和鹽巴的清爽正對味。

雞腿清肉和小甜椒、青蔥依序串

別稱

かしわ

價格的參考

★★☆☆☆（2.5）

稀有度

★☆☆☆☆

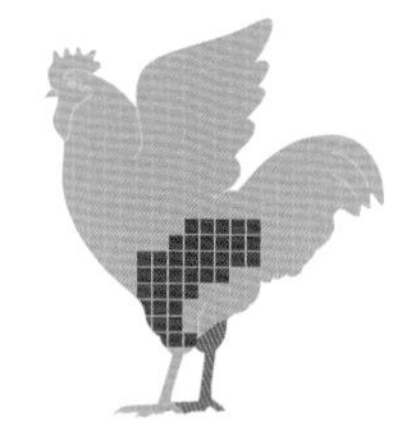

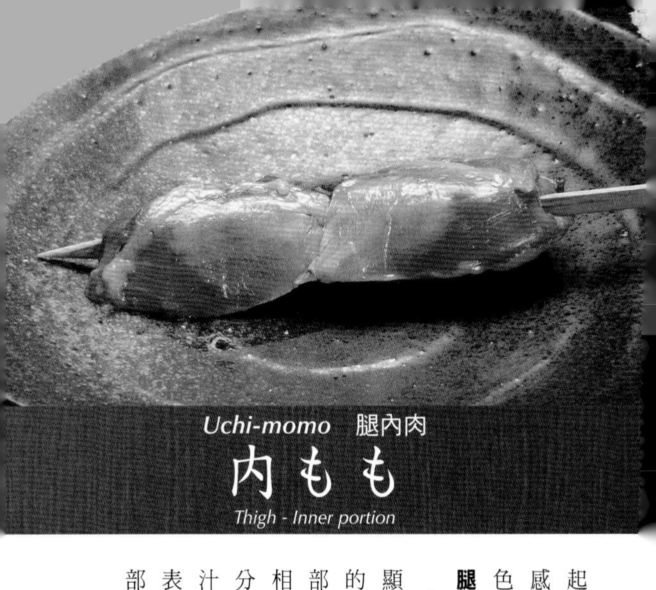

Uchi-momo　腿內肉

内もも

Thigh - Inner portion

起的挾燒，味道極似烤雞蔥串。口感極佳味道正統，又極具烤雞串特色的這一串，則是以醬汁較為對味。

腿內肉

　大腿內側的肉。正如同上圖中肉顯示出的柔滑感，是各種筋肉集中的雞腿部位裡，唯一沒有任何筋的部分。柔順的口感非常容易入口，相當具有肉味的這個部位，烤成五分熟時更能顯示出其美味；鹽和醬汁都適合。適合五分熟的部位，也表示了這是腿肉裡唯一適合生食的部位。這一串是1隻雞的份量。

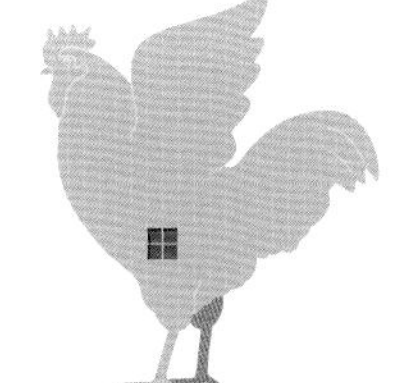

別稱

價格的參考

★★½☆☆

稀有度

★★☆☆☆

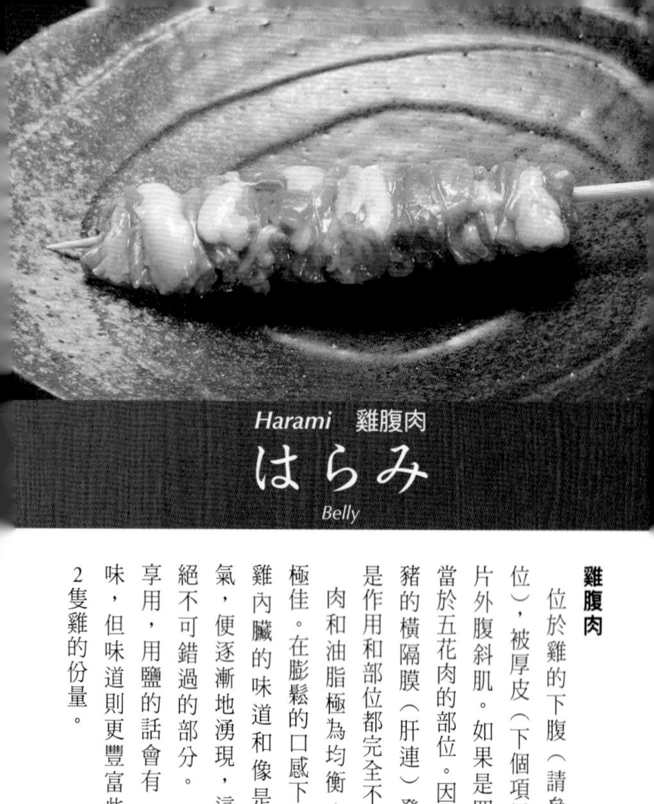

Harami 雞腹肉

はらみ

Belly

雞腹肉

位於雞的下腹（請參考下圖的部位），被厚皮（下個項目）包覆的大片外腹斜肌。如果是四腳獸，就相當於五花肉的部位。因此雖然和牛、豬的橫隔膜（肝連）發音相同，卻是作用和部位都完全不同。

肉和油脂極為均衡，口感嚼感都極佳。在膨鬆的口感下咀嚼下去時，雞內臟的味道和像是香草般的香氣，便逐漸地湧現，這股香氣就是絕不可錯過的部分。一般是以醬汁享用，用鹽的話會有一股淡淡的雞味，但味道則更豐富些。這一串是2隻雞的份量。

別稱

- - - - - -

價格的參考

★★☆☆☆

稀有度

★★⯪☆☆

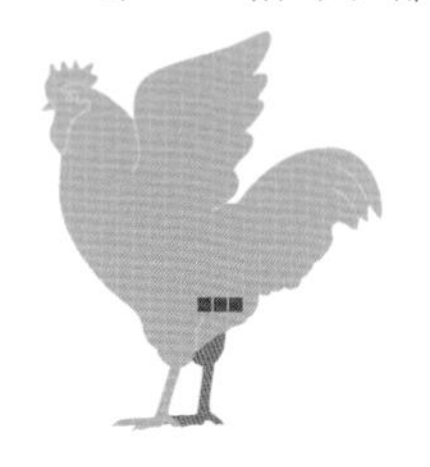

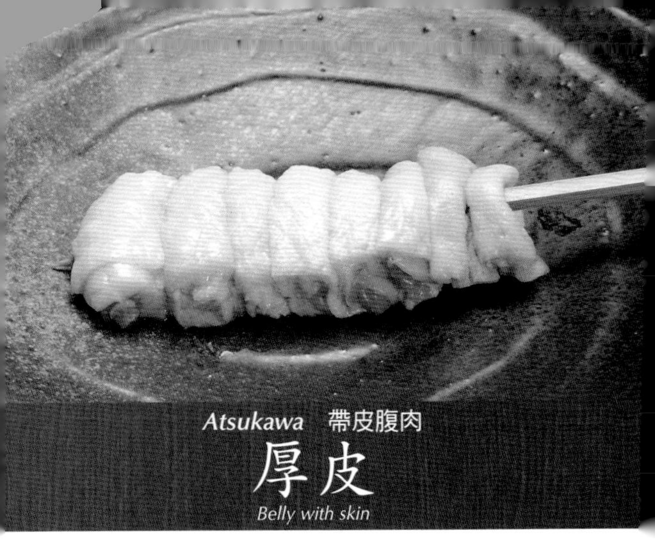

Atsukawa　帶皮腹肉

厚皮

Belly with skin

帶皮腹肉

下腹肉部位的下腹皮。清理得極澈底的這一串，是由皮和油脂輕柔地捲住少量的下腹肉，就像是皮和油脂、下腹肉三種組成的千層派般的感覺。

就像厚皮這名稱一般，這皮有著厚厚的一層，因此嚼著嚼著之間，油脂便擴散到口中，而且有著清脆的口感。油脂雖多，但沒有過於膩人的感覺。輕灑鹽後燒烤，再搭配柚子胡椒，三者合一的味道更是出色。這一串為2隻雞的份量。

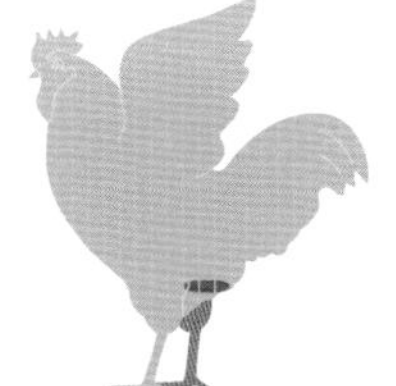

別稱

腹皮

價格的參考

★★☆☆☆ (2.5)

稀有度

★★☆☆☆ (2.5)

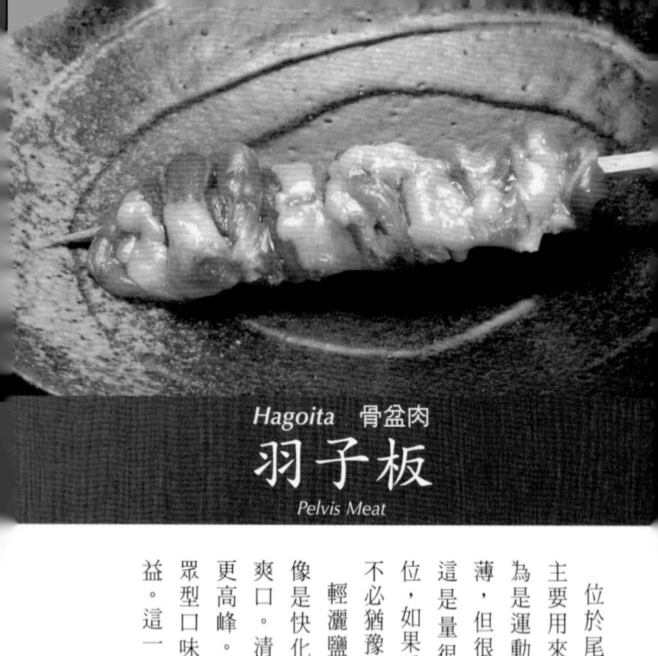

Hagoita 骨盆肉

羽子板

Pelvis Meat

位於尾羽根部附近的坐骨上部，主要用來運動尾羽的薄薄肌肉。因為是運動量大的部位，雖然肌肉很薄，但很發達而且有充分的油脂。這是量很少卻十分值得一嘗的部位，如果看到菜單上有就趕快點用，不必猶豫。

輕灑鹽燒烤的肉，一放入口中就像是快化掉般地柔嫩，油脂也十分爽口。清脆的口感又將美味推上了更高峰。瘦肉和油脂極為協調的大眾型口味，對復原中的病患身體有益。這一串是3隻雞的份量。

別稱

價格的參考

★★☆☆☆

稀有度

★★★☆☆

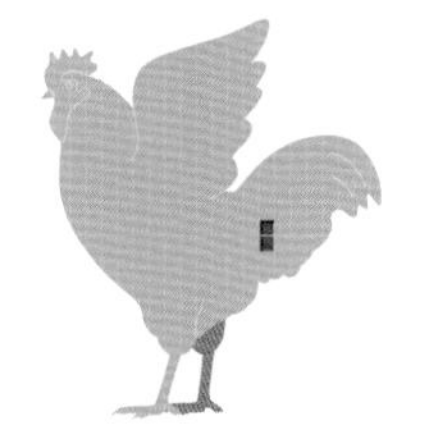

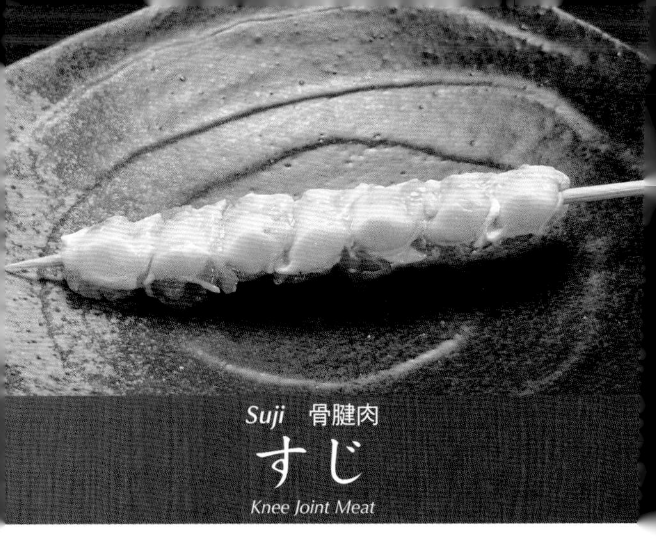

Suji　骨腱肉
すじ
Knee Joint Meat

將膝蓋的軟骨（連接大腿骨和脛骨、腓骨的關節骨骼）部分，去掉軟骨後的肉。這也是運動量大的部位，因此肉質是極富口感的瘦肉加上適度的油脂。

骨頭去掉了，而且有充分的油脂，但就像和軟骨搭配著一般，那種脆脆的口感真是令人難忘，而且在嚼著那種清脆感時，又可以享受到甘甜的肉汁。或許就是這種美好的感覺，在眾多烤雞肉串菜色裡，人氣絕對可以排進前5名。

醬油比鹽和醬汁更對味。一串是4隻雞的份量。

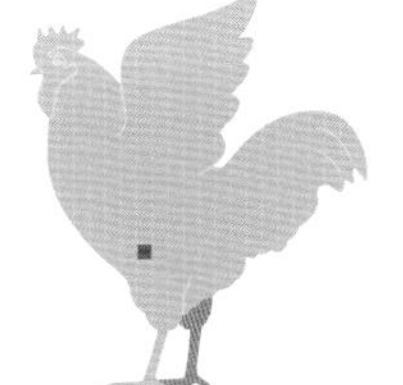

別稱

價格的參考

★★½☆☆

稀有度

★★½☆☆

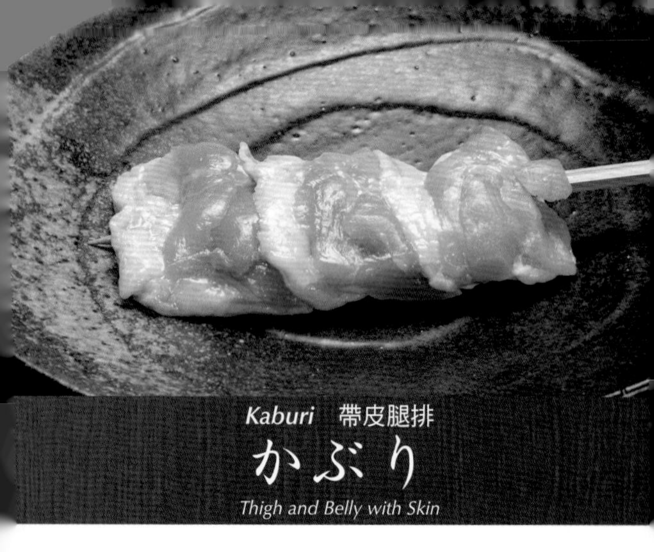

Kaburi 帶皮腿排

かぶり

Thigh and Belly with Skin

腿肉（主要是大腿二頭肌）和身體連接的部位。皮和肉的均勻搭配，在外觀上和厚皮（137頁）有著很大的不同，粉紅色的肉和白色的油脂的對比極美。就像是肉是油脂的帽子般的感覺。

雞腿肉裡最多汁，也就是像鮪魚大腹肉般感覺的最上等部位。肉和油脂的搭配完美，濃郁又強烈的豐富味覺，吃時便可以了解為什麼比喻為大腹肉了。這種具分量感覺的肉和鹽的搭配最完美，對喜歡油脂的人而這是絕對不可錯過的一串。這一串是5隻雞的份量。

別稱

價格的參考

★★⯪☆☆

稀有度

★★☆☆☆

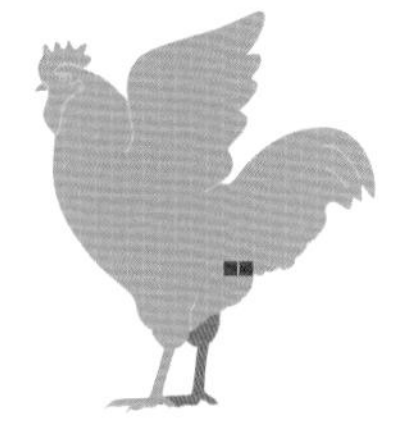

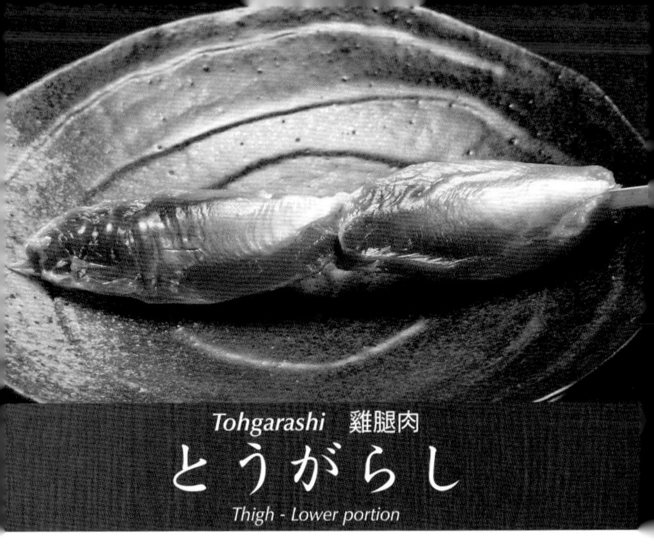

Tohgarashi 雞腿肉
とうがらし
Thigh - Lower portion

小腿的下腿三頭肌，也就是人類的小腿肚的肌肉。一般而言，有些部位的腿肉口感較硬肉汁較少，吃起來會有些乾乾的感覺，但小腿肉就不一樣了。說是說腿肉，但既有韌性又潤澤多汁是此部位的特徵。

光滑的肌膚觸感與顏色、光澤及外形，既沒有辣椒（日文名稱和辣椒相同）的紅，當然在味道上也和辣椒沒有任何的關聯，但這可愛的外觀，讓人在食用之前就會有著強烈的期待。

一口咬下用鹽烤出來的肉，嚼感十分輕柔又感受到肉汁，這就是讓愛肉人士愛不釋手的正宗美味。這一串是1隻雞的份量。

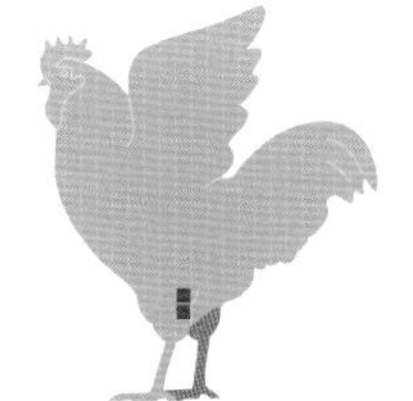

別稱

下もも

價格的參考

★★☆☆☆（2.5）

稀有度

★★☆☆☆

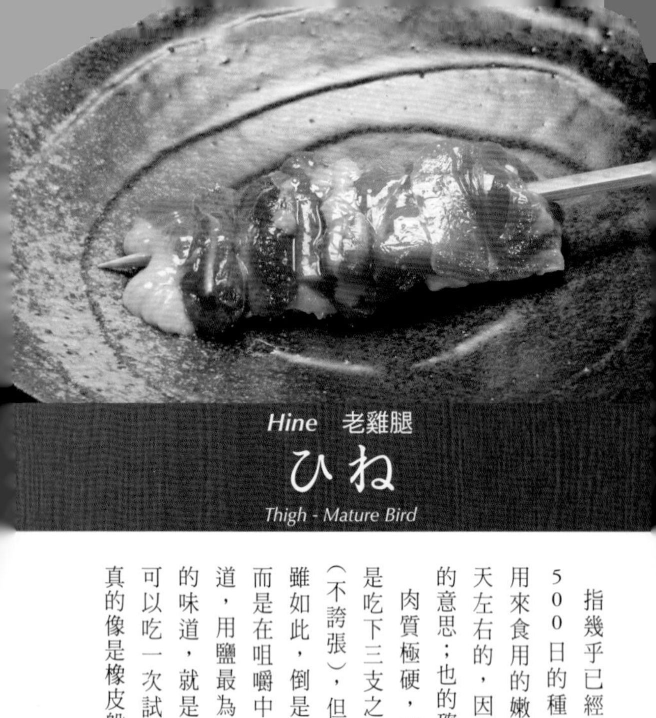

Hine 老雞腿

ひね

Thigh - Mature Bird

指幾乎已經不可食用、生長超過500日的種雞雞腿肉而言。最常用來食用的嫩雞，一般是指生長60天左右的，因此是多活了8倍之久的意思；也的確非常地長壽。

肉質極硬，硬到下巴會酸痛，或是吃下三支之後會有消化不良之虞（不誇張），但從外觀看不出來。話雖如此，倒是不致於完全咬不動，而是在咀嚼中會湧現雞肉原有的味道，用鹽最為對味；而這種有深度的味道，就是古早味雞肉的感覺，可以吃一次試試；但是皮的部分就真的像是橡皮般咬不動了。

別稱

親もも、ローチー、かしわ

價格的參考

★★☆☆☆

稀有度

★★☆☆☆

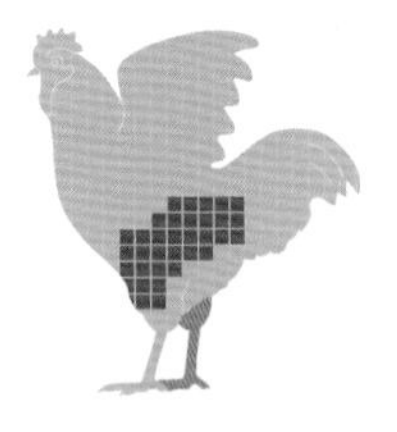

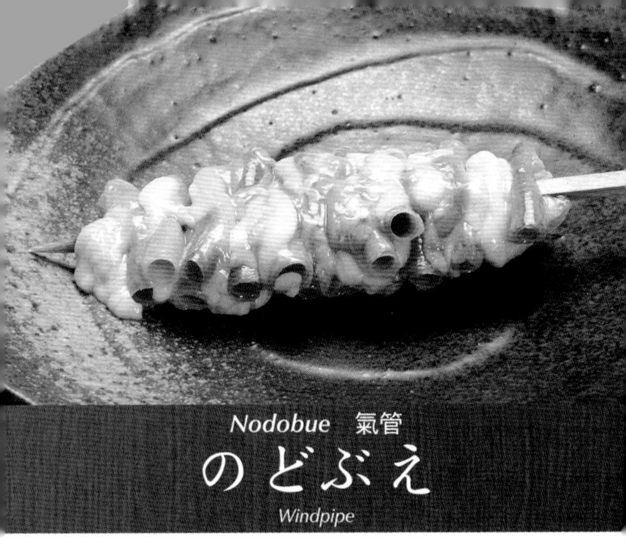

Nodobue　氣管

のどぶえ

Windpipe

呼吸時空氣經過的管道。氣管的前端和喉嚨連接，後端則是長型的管子，分岐到支氣管。由喉嚨到嗉囊（153頁）附近，都是和食道貼在一起的。或許因為這個緣故，部分店家會將氣管和食道串在一起提供。本頁提供的雞串，則是只有氣管的部分。

由圖片中可以看出來，細細的管子周邊被脂肪和肉密密包住的模樣。管子部分的口感像軟骨般清脆，脂肪則多汁而甘美。清脆感和油脂感競相出頭之下，灑上鹽烤出來的味道卻十分清爽。這一串是5隻雞的份量。

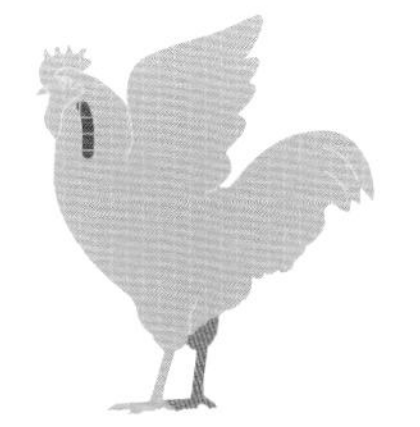

別稱

さえずり

價格的參考

★★☆☆☆

稀有度

★★★½☆

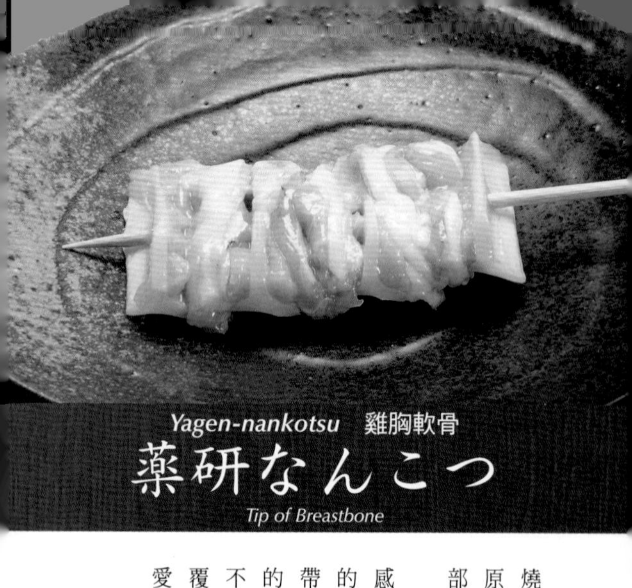

Yagen-nankotsu 雞胸軟骨

薬研なんこつ

Tip of Breastbone

帶著肉的雞胸骨前端。圖中的串燒並不是肉骨合一的形態，而是將原始不帶肉的軟骨分切串成。肉的部分為下腹肉（136頁）。

雞胸軟骨和下腹肉不同的脆脆口感，融為一體非常美味。帶有嚼感的雞胸軟骨，在咀嚼中逐漸軟化，帶出軟骨獨特的味道；接著下腹肉的油脂混入，既有良好的口感，又不失咀嚼的口感。肉的甘甜輕柔包覆著軟骨的味道極佳，深受女性喜愛。適合用鹽燒烤。

別稱

カッパ

價格的參考

★★☆☆☆

稀有度

★⯪☆☆☆

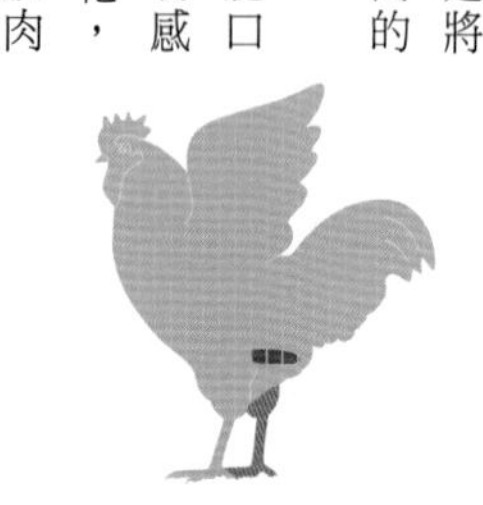

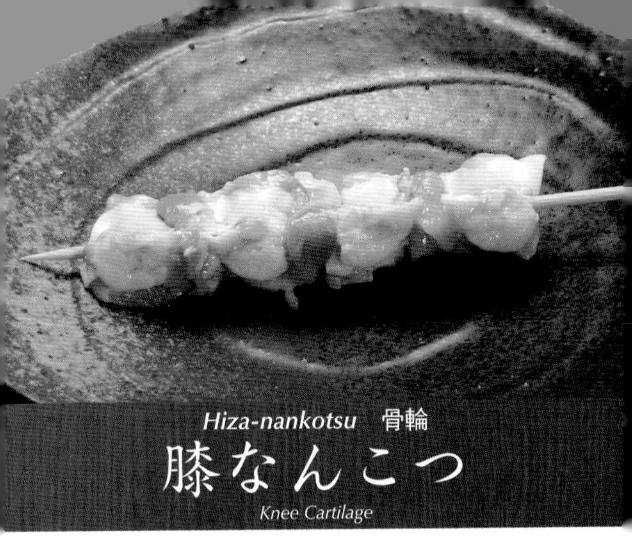

Hiza-nankotsu 骨輪

膝なんこつ

Knee Cartilage

指連結大腿骨和脛骨、腓骨之間膝關節的軟骨。圖中的串燒並不是帶著肉的，而是和雞胸軟骨相同，都是以原始模樣再分切串成的，上面附的是腿肉。由這個部位剝除腿肉，再將軟骨和雞腱（139頁）分開。

骨頭的部分遠比雞胸軟骨口感明確，口感已經不是脆脆的，而是比較接近韌的感覺。肉的部分也有紮實的口感。

入口後感覺到是偏硬能對抗牙齒的軟骨，與富含油脂甘甜的肉之間的二重奏。可以的話自然是好好品嘗這美味才對，但如果對牙齒沒有信心，那最好是囫圇吞下為宜。適合鹽燒。

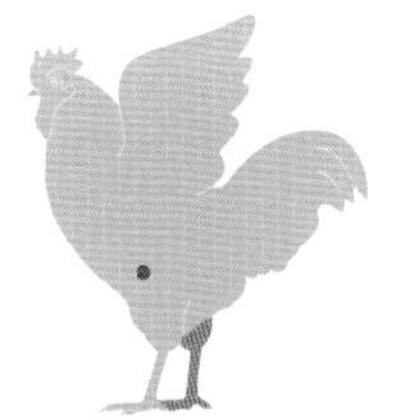

別稱

ぐりぐり

價格的參考

★★☆☆☆

稀有度

★½☆☆☆

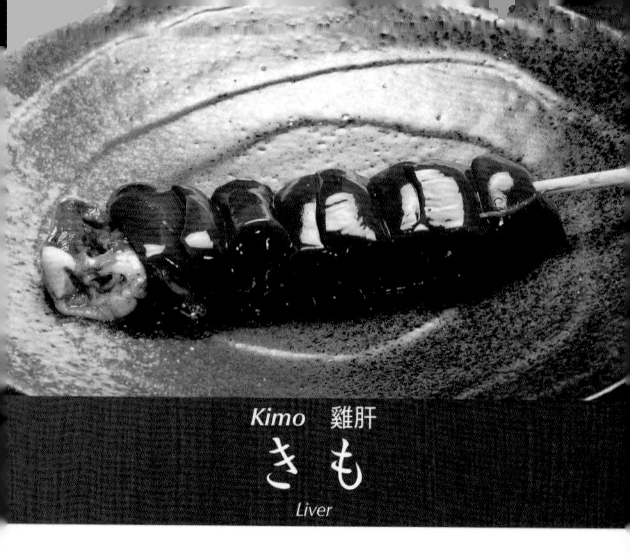

Kimo 雞肝

きも

Liver

雞肝

部位是肝臟，但大家都稱雞肝。其實，不只是牛和豬，連雞肝裡都富含維他命A、B2、E，以及鐵質等礦物質，營養十分豐富。

將新鮮的雞肝用醬汁烤後大口一咬，軟中帶著彈性的口感入口即化，雞肝獨特的濃郁味道遍布口中。相較於下個項目的粉肝，這肝又有紅肝之稱。

粉肝

同樣是肝臟，但這粉肝是雞的脂肪肝，也就是雞的肥肝之意。鴨的肥肝是人工灌出來的，但這粉肝則是完完全全天然的。在日本寒冷的

別稱

レバー、赤ぎも、血ぎも

價格的參考

★★☆☆☆

稀有度

★☆☆☆☆

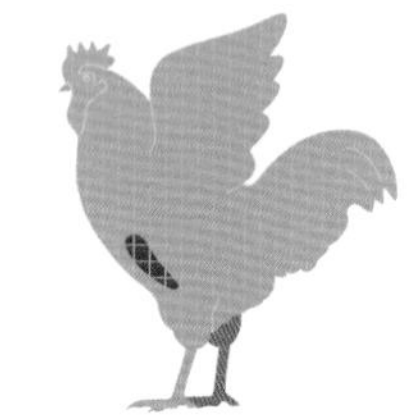

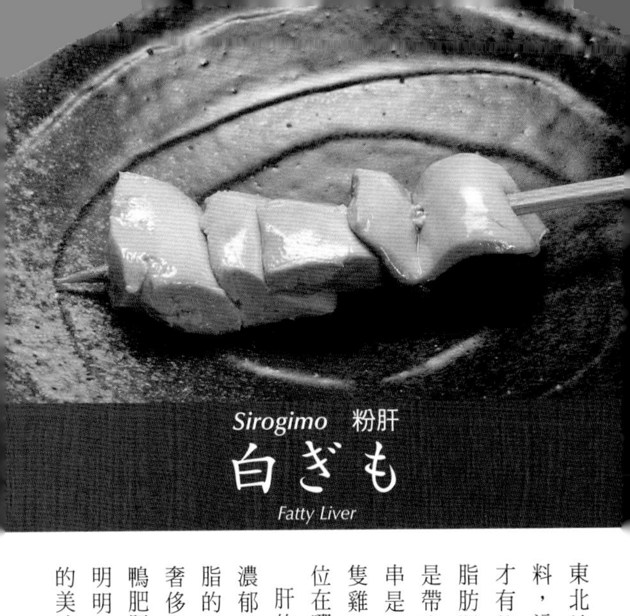

Sirogimo 粉肝

白ぎも

Fatty Liver

東北地方，為了過冬而餵食優質飼料，這種肝是搶先食用的雞群領袖才有的脂肪肝。話雖如此，但有此脂肪肝的雞卻罕見公雞，絕大部分是帶卵而需要養分的母雞。圖中這串是1隻雞的份量，但據說100隻雞才1隻有脂肪肝，因此不論部位在哪，都絕對是超罕見的一串了。

肝的顏色就像名稱般偏白，有著濃郁的味道和入口即化的柔嫩。油脂的分布和甘甜，真可謂是營養與奢侈的精華凝聚。家禽的味道比起鴨肥肝淡，和鹽的味道極端地吻合。明明是雞卻超越了雞，這才是絕對的美味。

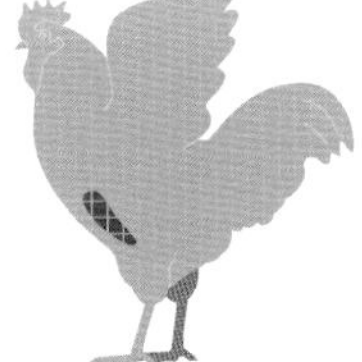

別稱

白レバー

價格的參考

★★★½☆

稀有度

★★★★★

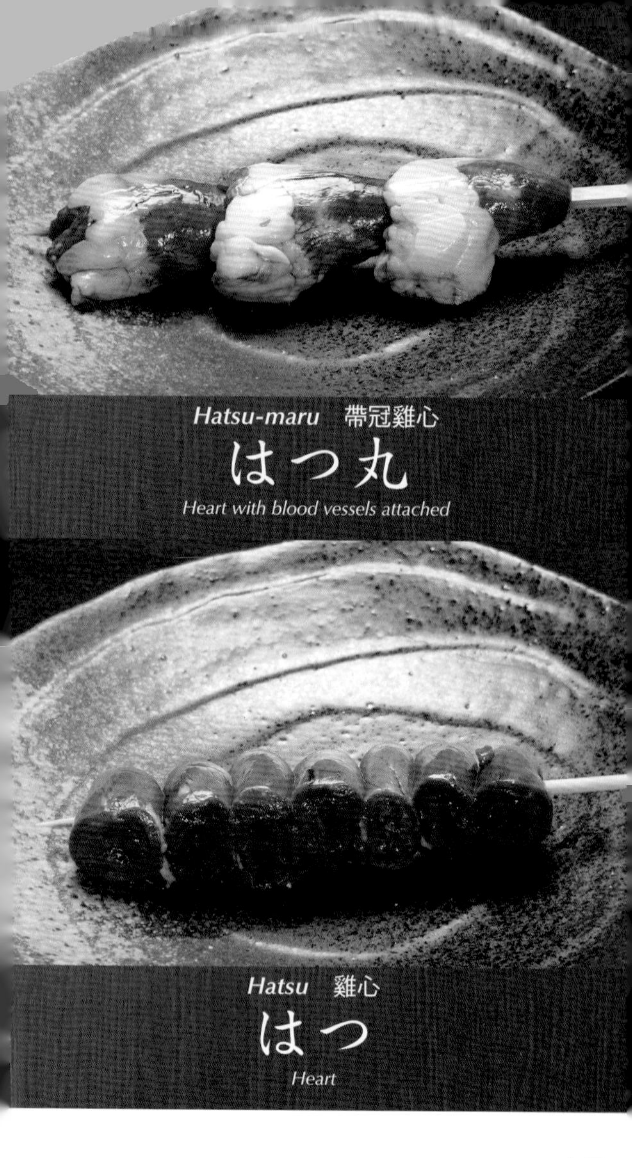

Hatsu-maru 帯冠雞心

はつ丸

Heart with blood vessels attached

Hatsu 雞心

はつ

Heart

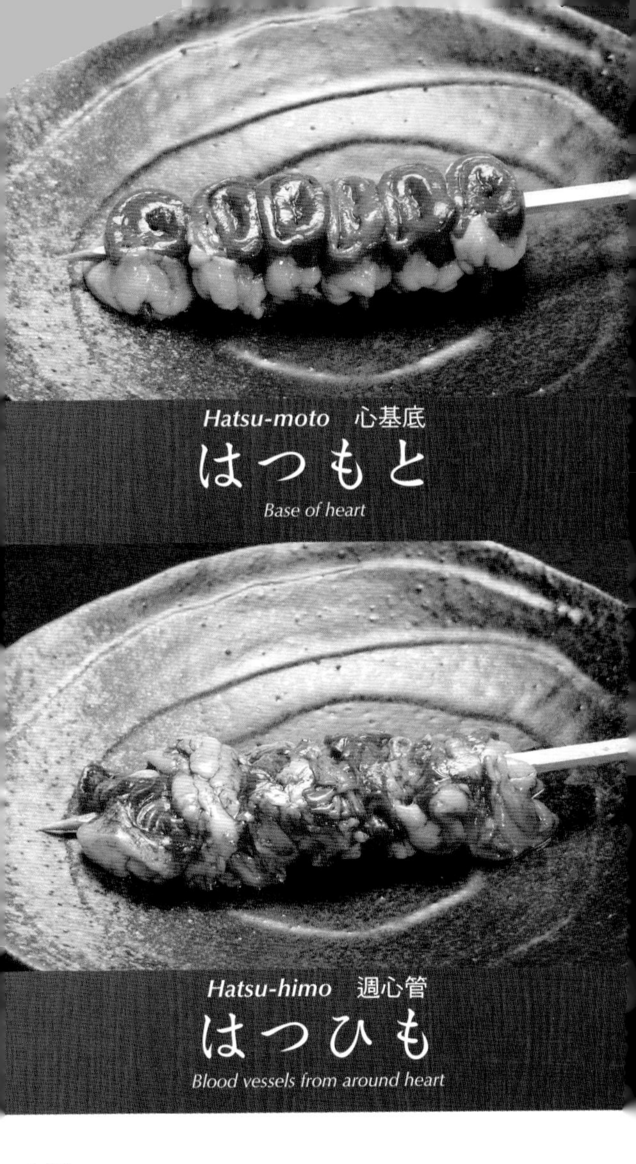

Hatsu-moto 心基底

はつもと

Base of heart

Hatsu-himo 週心管

はつひも

Blood vessels from around heart

【帶冠雞心】

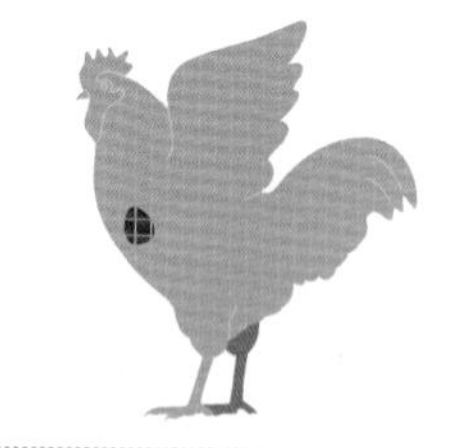

別稱

價格的參考

★★☆☆☆

稀有度

★☆☆☆☆

【雞心】

別稱

こころ

價格的參考

★★☆☆☆

稀有度

★☆☆☆☆

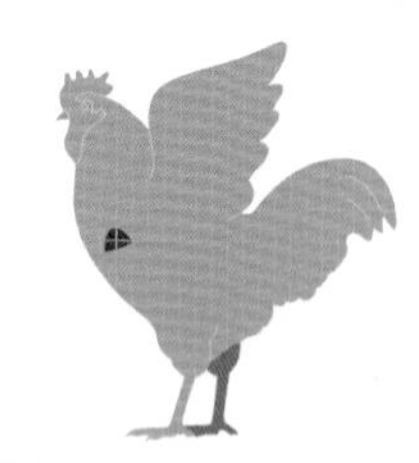

【心基底】

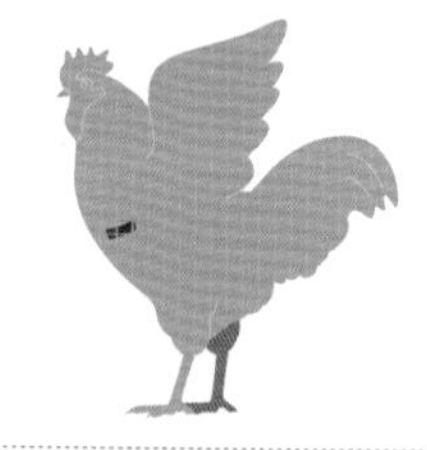

別稱

價格的參考

★★☆☆☆

稀有度

★★☆☆☆

【週心管】

別稱

價格的參考

★★☆☆☆

稀有度

★★★☆☆

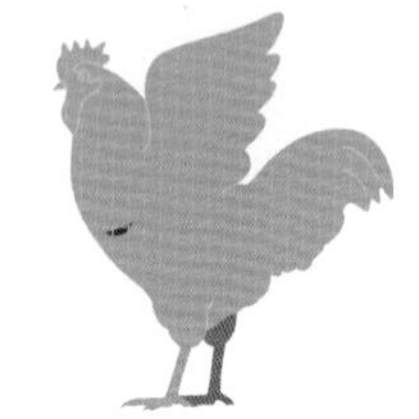

帶冠雞心（148頁上圖）

未將周圍血管和脂肪等除去的心臟（但絕對是已經處理乾淨的），也就是整顆心臟。

各位看圖就可以知道，每一顆都相當大，肉汁既多又有著淡淡的甘甜。味道十分濃郁卻又不膩人，隨後油脂的味道才會擴散口中。白色部分是脂肪和血管的集中處，適用鹽烤。

雞心（148頁下圖）

心臟，很仔細地去除其他部位後串起來的一串。清脆的咬感比雞胗（154頁）要來得柔軟一些。適合鹽烤，味道清爽又沒有異味，些許的清涼血味反而感覺到新鮮。

心基底（149頁上圖）

心臟的根部，是下一項心臟血管連接的部位。雖然有些許異味，但口感之好難以比擬。肉汁充足而柔軟，帶有油脂的肉質則十分爽口。適合鹽烤。這一串是6隻雞的份量，十分稀少。

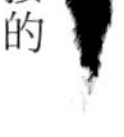

週心管（149頁下圖）

連接心臟部位雞心根的血管，多汁但筋多而具嚼感。在口中不斷咀嚼之下，不久便會出現像是牛肉般的味道。內臟的特別味道適合鹽烤。這一串居然用到了8隻雞，但倒不是特別罕見。

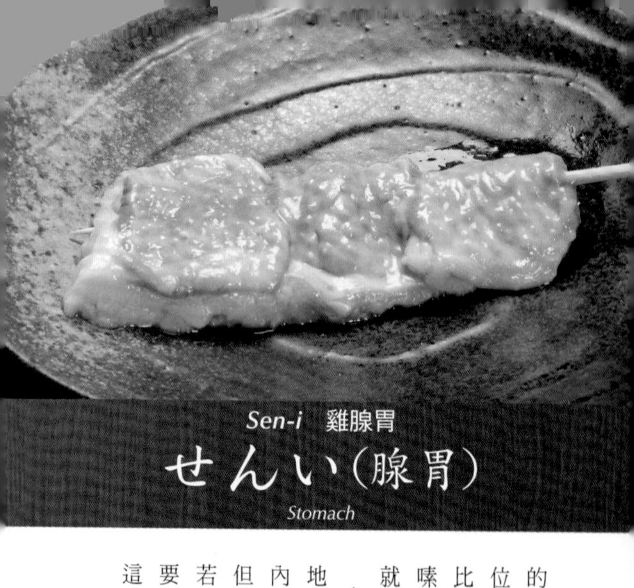

Sen-i　雞腺胃

せんい（腺胃）

Stomach

連接在食道下方雞嗉囊（下一頁）的下方，在雞胗（154頁）前方位置的第一個胃。此胃又稱為前胃，比嗉囊和雞胗要小得多。作用是將嗉囊送過來的食物送到雞胗去，也就是像中繼點的感覺。

由圖中可清楚看到，被脂肪密密地包裹住的肉，Q彈的嚼感十分有內臟的感覺。嚼感雖然不如牛舌，但口感卻有那麼些牛舌的感覺；但若是以甘甜度來看的話，則腺胃還要勝過牛舌半籌。適合清醬油烤。這一串是3隻雞的份量。

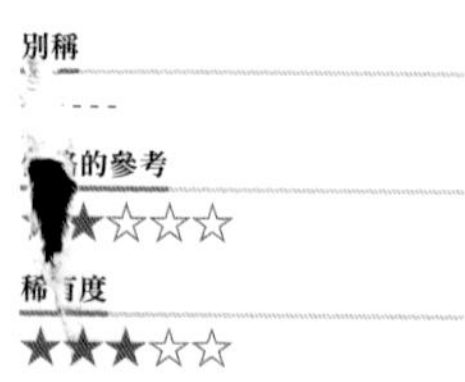

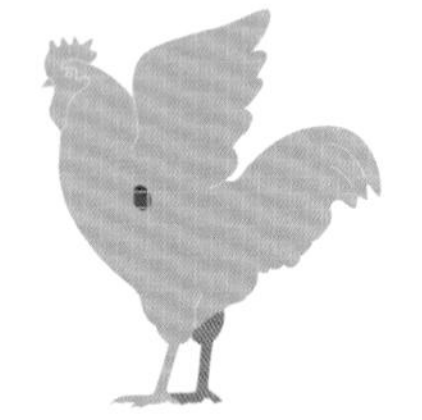

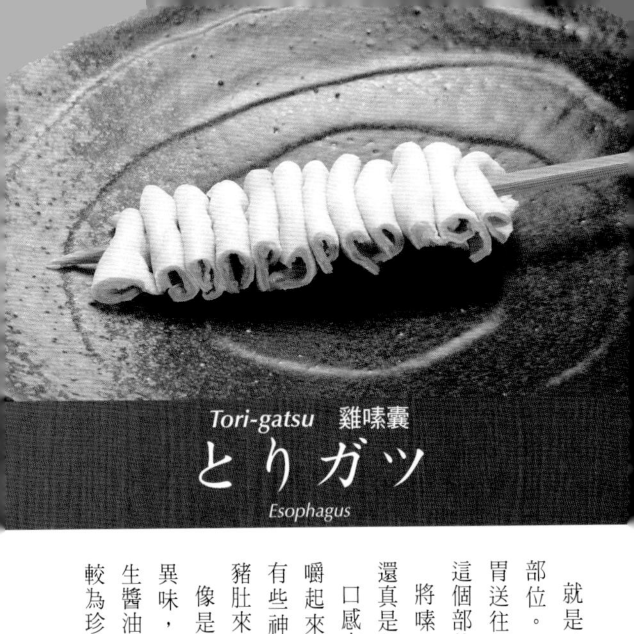

Tori-gatsu 雞嗉囊

とりガツ

Esophagus

就是嗉囊（食道後端大大的袋狀部位。將食物暫存於此，之後經腺胃送往雞胗的器官）。雞的器官裡，這個部位特別發達。

將嗉囊切成12小塊串起來的樣子還真是美觀。

口感方面和豬肚（胃部）很類似，嚼起來那種Q彈感覺，還真和豬肚有些神似。不過雖有口感，但卻較豬肚來得柔軟些。

像是鮮魚的胃般有種青澀的獨特異味，和日本酒極為對味。適合用生醬油烤。這一串是4隻雞的份量，較為珍稀的部位。

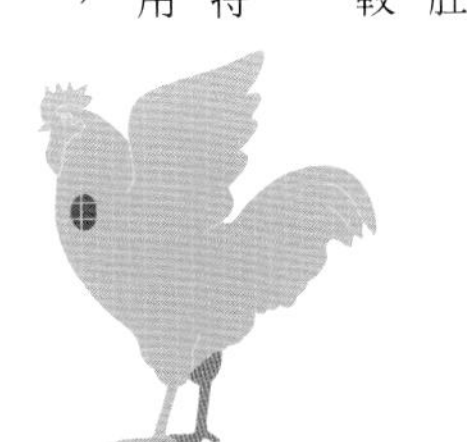

別稱

價格的參考

★★☆☆☆

稀有度

★★★☆☆

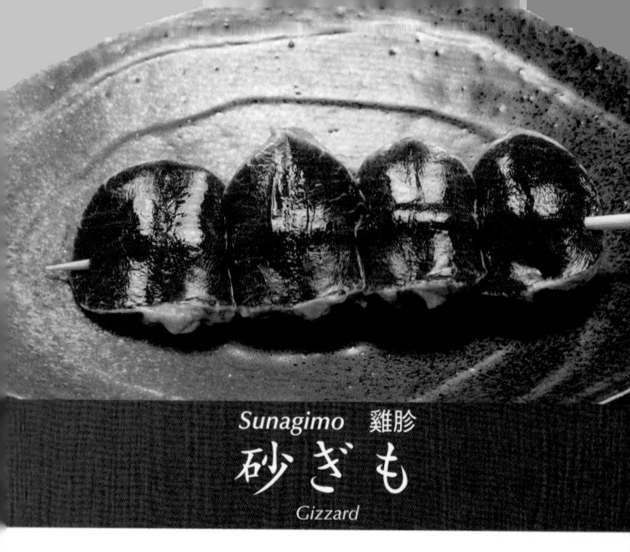

Sunagimo　雞胗

砂ぎも

Gizzard

雞胗

又名筋胃（砂囊），是胃袋之一。就像有人稱砂囊為砂袋一樣，作用是將吞下的食物和積存在內部的碎石和砂粒攪拌在一起，以磨碎食物－換句話說就是像哺乳動物牙齒般的功用了。或許就因為這種功用，肌肉十分發達胃壁也很厚，總之是很強韌的胃袋。

一咬就斷而且還有相當清脆的口感，因此人氣極高，眾多迷哥迷姊們甚至認為「吃烤雞串第一個就要雞胗」。鮮紅清澄的肉，灑些薄鹽烤後幾乎就會成為黑色的，但味道清爽而香味濃厚，那股淡淡的獨特味

別稱

砂ずり、ずり

價格的參考

★★☆☆☆

稀有度

★☆☆☆☆

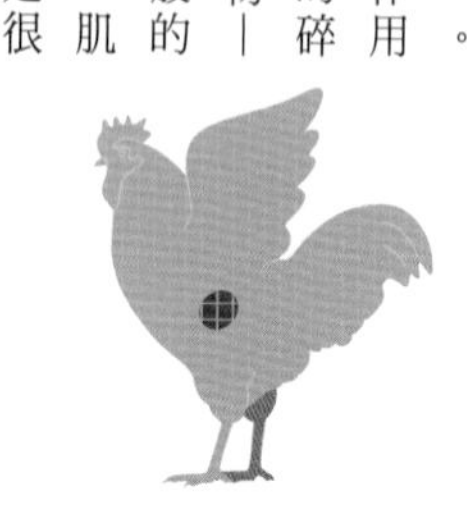

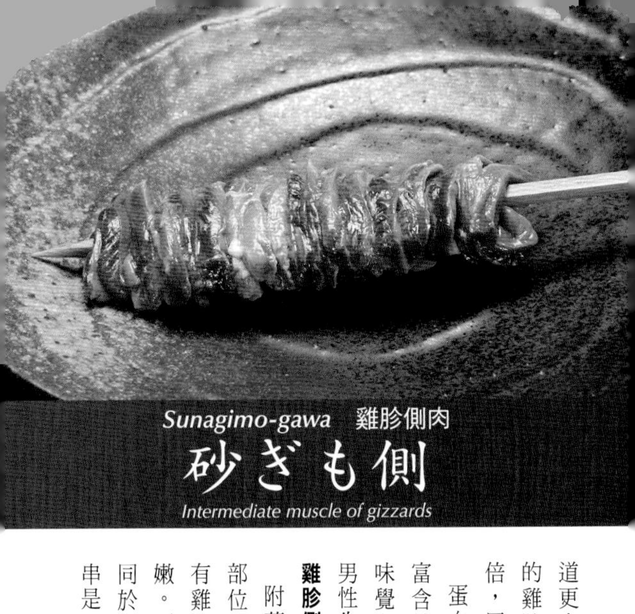

Sunagimo-gawa　雞胗側肉

砂ぎも側

Intermediate muscle of gizzards

道更令人喜愛。圖上的這串是土雞的雞胗，大小比肉雞的大上3～4倍，口感和香氣都屬上乘。

蛋白質和脂肪都不多，但相對卻富含鋅，可以促進新陳代謝，維護味覺和嗅覺功能。鋅同時也有維護男性生殖能力的功效。

雞胗側肉

附著於雞胗周圍，稱為中間筋的部位。雖然名稱有雞胗二字，卻沒有雞胗特有的味道，而且極端地柔嫩。既有嚼感和甘甜感，又有著不同於雞胗、屬於自己的味道。這一串是6隻雞的份量，也使用鹽燒烤。

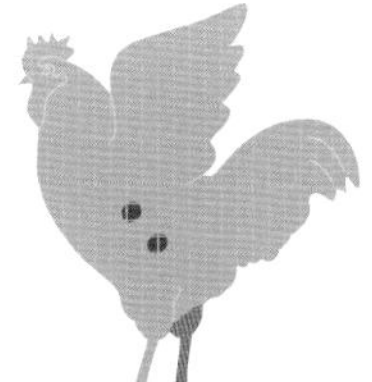

別稱

價格的參考

★★☆☆☆

稀有度

★★★☆☆

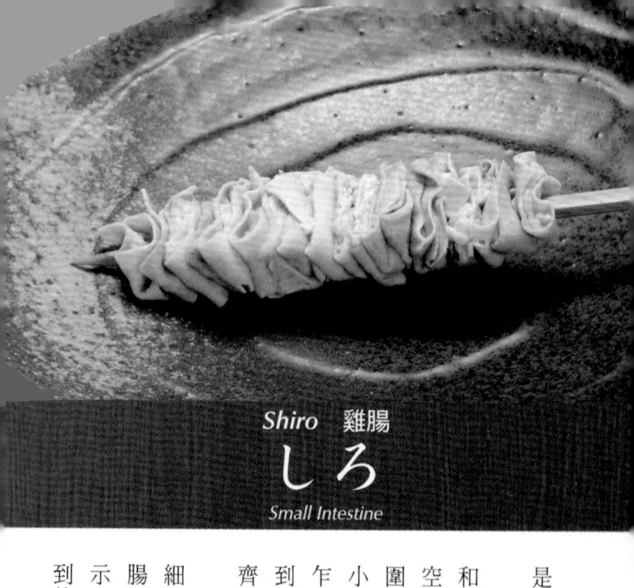

Shiro 雞腸

しろ

Small Intestine

前端部分是十二指腸；後端部分是肥腸的空腸部位。

空腸是雞隻的特有部位，這一點和有大腸小腸之分的四腳獸不同。空腸是雞腸裡最長的腸子，腸管周圍有脂肪包覆這一點，則很像牛的小腸。就算吃慣了牛、豬腸的人，乍聽到「雞腸」時，可能還想像不到這一串雞腸既細致而且外觀整齊，感覺很好。

Q彈的口感、獨特香氣，都是極細致的味道，口感應該還超過豬大腸的風味。塗上醬油燒烤，更能顯示出雞腸的美味。這是很不容易吃到的超罕見串燒。

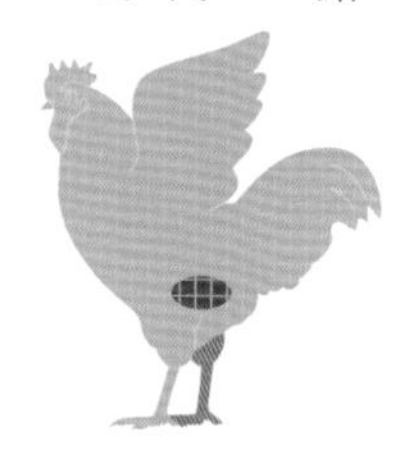

別稱

價格的參考

★★⯪☆☆

稀有度

★★★★★

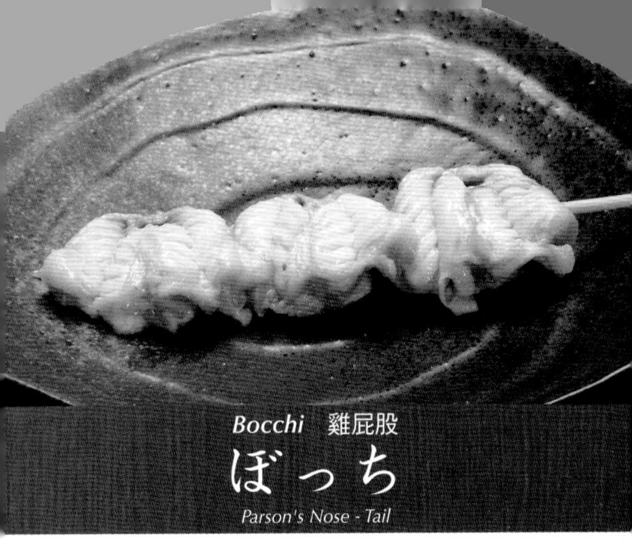

Bocchi　雞屁股

ぼっち

Parson's Nose - Tail

位於尾羽根部尾端骨（尾骨）旁的三角形肉，這種外觀讓部分日本人稱之為「三角」。包覆在脂肪內的肉運動量很大而很發達，但畢竟不是可以大量取肉的部位，能取下的肉極為有限。是雞肉裡脂肪量最多的部位之一。

乍看之下幾乎就是一塊脂肪，多汁而入口即化的口感，可以說大概是皮和脂肪之間的感覺。比想像中的更有嚼感，柔嫩卻有著相當的嚼感。油脂鮮甜，烤透些的話會逼出油脂，更添Q彈的口感。濃郁的味道，塗上醬油烤過後搭配蔥段一起食用最為美味。

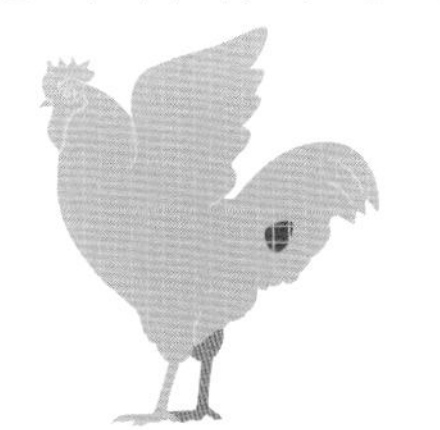

別稱

ぼんじり、ぼんちり、ぼんぼち、ペタ

價格的參考

★★☆☆☆

稀有度

★★☆☆☆

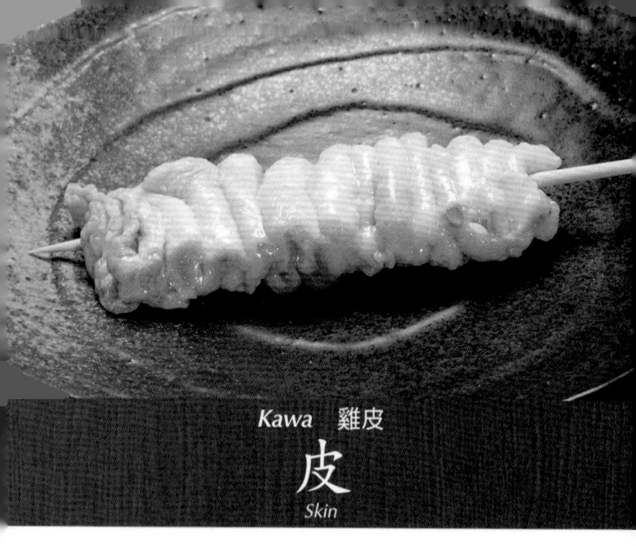

Kawa 雞皮

皮

Skin

乍看之下根本不知道這一串是什麼，但這一串裡可是有4種不同部位的皮。一般的串燒店吃雞皮大都只是雞頭部分的皮，所以這一串是很夠份量的。

在滑溜的口感之外還有著脆脆的口感，這是最受歡迎的雞頭部位的皮；然後是稍微厚些的雞腿皮，接著是雞胸和雞翅部位的皮。如果可以吃出這4種的差異，那就真的是串燒的大師級人物了。

整體上油脂很多，既油又黏，灑些鹽清爽烤成最佳。口感極佳，濃郁的甘甜充滿口中。富含膠原蛋白，適合女性食用。

別稱

價格的參考

★★☆☆☆

稀有度

★☆☆☆☆

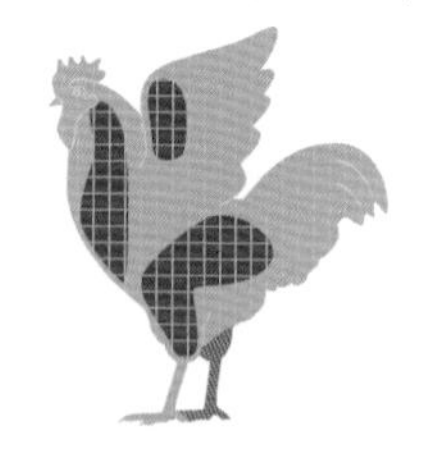

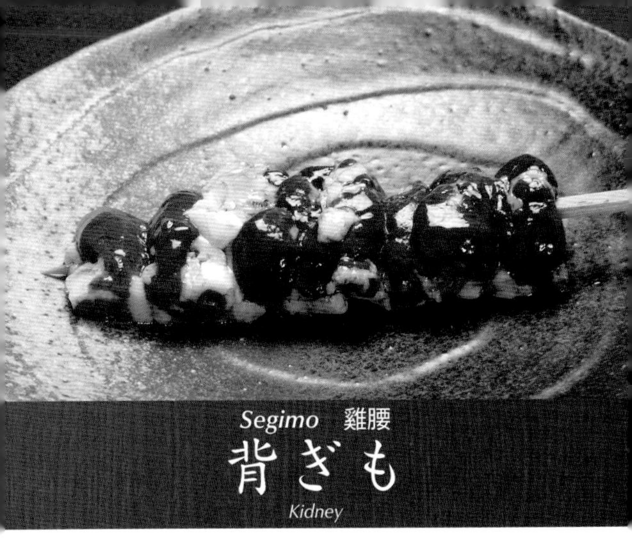

Segimo 雞腰

背ぎも

Kidney

指的是泌尿器官之一的腎臟；如果是豬的話就相當於腰子的部位。雞腰就位於卵巢和卵管旁，是靠近尾部背側上的器官。

乍看之下應該看不出什麼來，但有些像是骨腱肉（139頁）和雞胗（146頁）合而為一的口感，像是雞胗但又比雞胗更有嚼感，而且比雞胗還要複雜的味道，是老饕們不會錯過的美味。吃起來味道濃郁而帶有甘甜味，也有充分的脂肪。這麼重的味道比較適合醬汁。要剝除這個部位很費工，但能取得的量卻很少。這一串是2隻雞的份量。

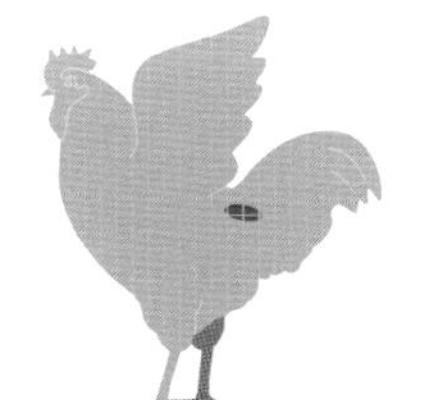

別稱

價格的參考

★★☆☆☆

稀有度

★★½☆☆

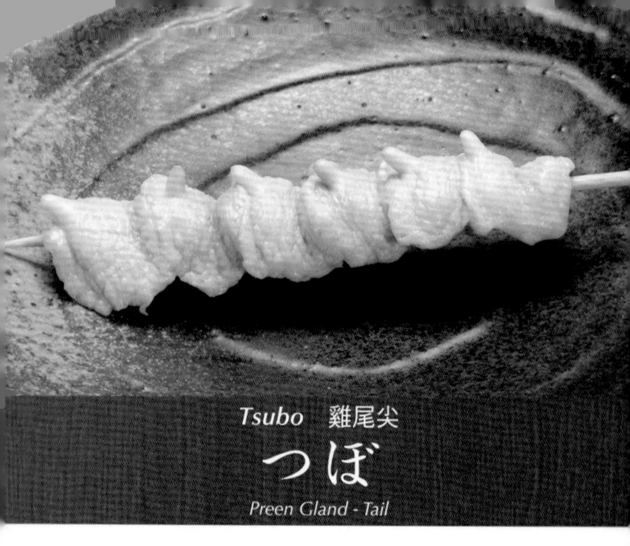

Tsubo 雞尾尖

つぼ

Preen Gland - Tail

尾腺。位於雞尾附近，該說是儲蠟槽或是脂壺？總之，雞在理毛時，會出現在自己的身體上塗上油脂以防水的動作，而貯存這個防水用蠟的器官就是羽尾。6個呈粉紅色的小小羽尾，加上前端的突起物整齊排列的樣子很是可愛。

幾乎整個就是脂肪塊，所以吃起來的口感和雞屁股（157頁）很像。不過雞尾尖卻多了一點點清爽的香氣，柔順而爽口的脂肪入口即化。最適合以醬油燒烤，是適合女性食用的一道。雞尾尖1隻雞就1個，因此串上有幾個就是幾隻雞的量。

別稱

尻脂

價格的參考

★★☆☆☆

稀有度

★★☆☆☆

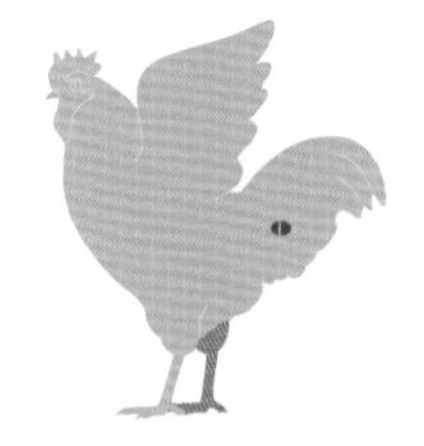

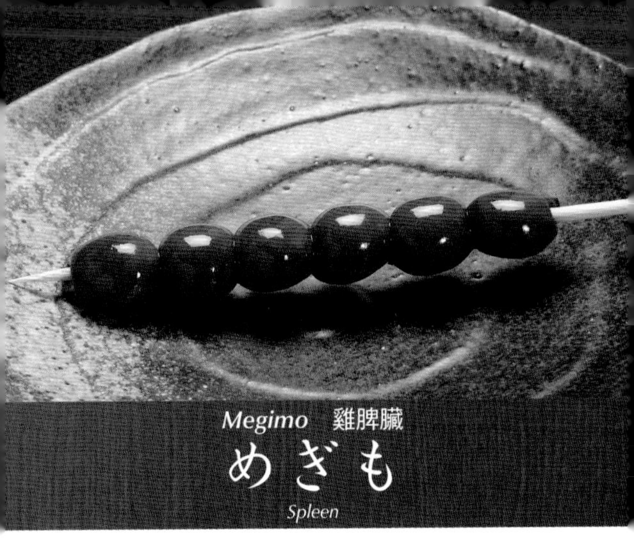

Megimo　雞脾臟

めぎも

Spleen

脾臟（位於腺胃與肝臟之間的小小器官），和豬的脾臟（93頁）有相同的功能。日本的名稱，則來自於對眼睛好的肝一說。乍看這一串，絕對不會認為這是串燒的菜色，反倒覺得是醬油醃漬過的銀杏（雖然沒這種東西）。

味道和雞肝很像，帶有些許的苦味，吃下去後也可以感覺到一點點的血味，但這是富含鐵質的證據。用醬汁燒烤後食用，是大人會喜歡的味道，加上苦味之後就有些藥物的感覺，而且會覺得很有效呢。和前頁相同，這1串就是6隻雞的量。

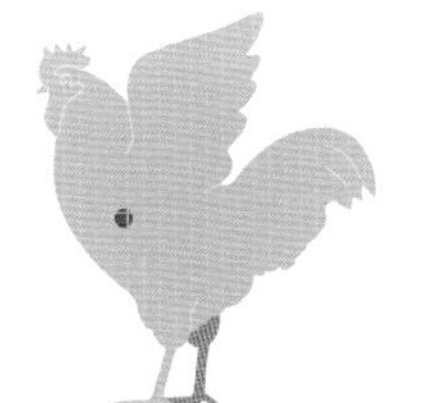

別稱

丸ぎも、まめ、まめぎも

價格的參考

★★☆☆☆

稀有度

★★½☆☆

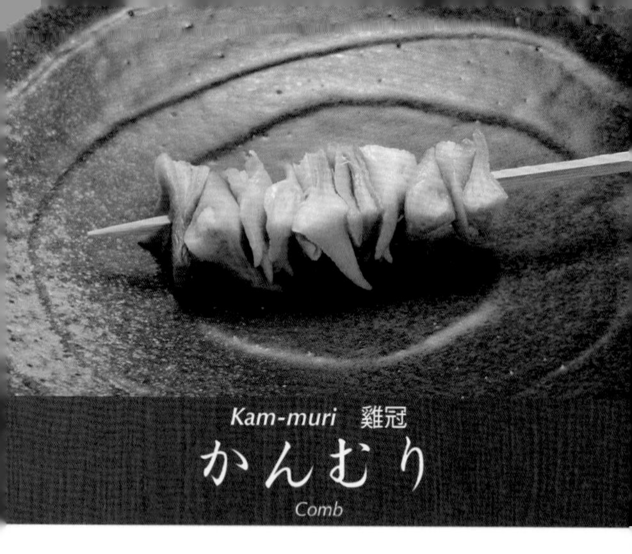

Kam-muri　雞冠

かんむり

Comb

就是雞頭頂上肉質的冠狀突起。各位都應該很清楚，這部位是公雞特別發達。雞冠富含玻尿酸，除了可以防止細菌的入侵之外，還具有高保水力，可以保持肌膚的濕潤。

一口咬下去的感覺像是油脂，有些黏黏的。嚼著嚼著之中會出現彈牙帶有內臟感覺的口感，並略帶著些特別的味道。遠超過視覺感受的黏和豐富的味道，適合以蘿蔔泥和酸桔醋享用。這一串是6隻雞的份量。雞冠就像是整塊的膠原蛋白，吃完的第二天肌膚就光滑可人!?

別稱

とさか

價格的參考

★★☆☆☆

稀有度

★★★☆☆

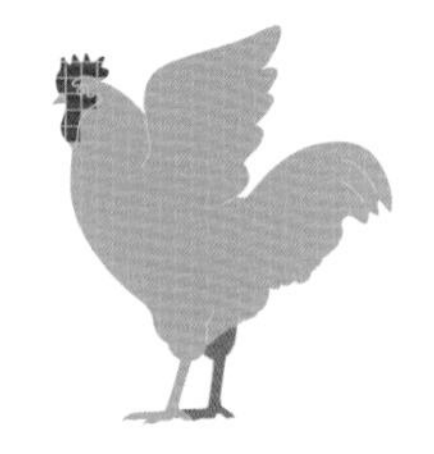

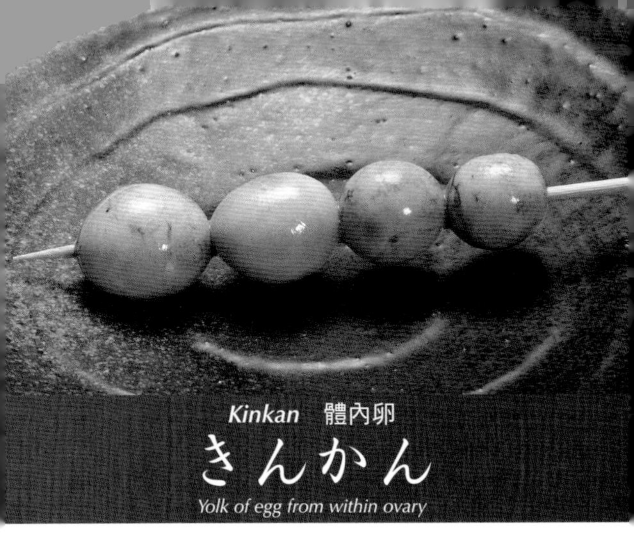

Kinkan 體內卵

きんかん

Yolk of egg from within ovary

位於卵巢或卵管內的雞蛋。但因為沒有蛋殼，所以算是「無殼蛋黃」的狀態。當然，這種蛋只有成熟的母雞身上才有。

生的狀態就用竹籤串起的話，勢必會蛋黃流盡，所以這是經過輕微川燙過再串起來的。川燙過後串起來時，要處於要破不破的狀態，而且入口時還能富有彈性的川燙功力，就不是一兩天能學得來的。比起一般的雞蛋，這卵的味道要重得多，那種濃稠的奢華感也不是一般雞蛋能比擬的。味道重就比較適合醬汁。這一串是1隻雞的份量。

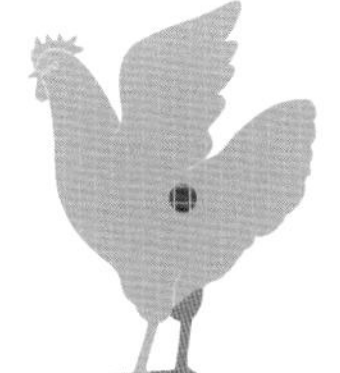

別稱

價格的參考

★★☆☆☆

稀有度

★★☆☆☆

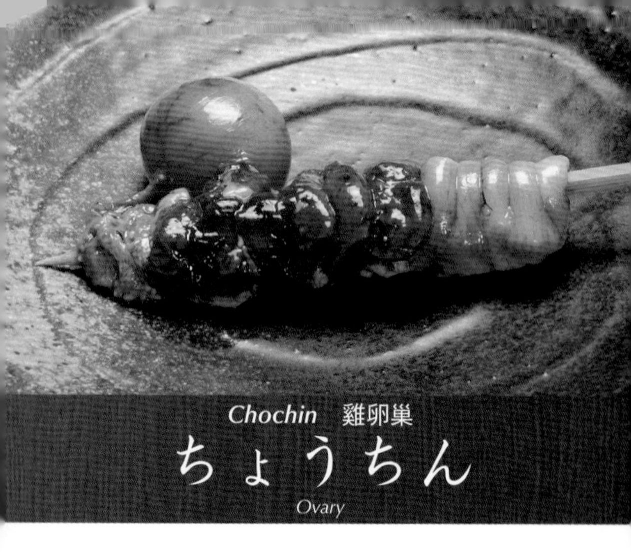

Chochin　雞卵巢

ちょうちん

Ovary

帶有蛋黃的這個部位，和前頁的體內卵一樣，只在成熟的母雞身上能取得。這串則是前後4個部位組成的。

圖片左上方的球形物是卵胞，左起則分別串著卵巢、雞腰（159頁）和卵管。

把4種不同的東西放進口裡大嚼，就是這串的真正精華所在。把卵胞一下子咬破，讓蛋黃流滿口中，其中又透出了雞腰的濃郁美味。各部位的不同味道加上醬汁混在一起的味道，這串就是甘甜生命的饗宴。當然這一串是1隻雞的份量。

別稱

玉ひも

價格的參考

★★½☆☆

稀有度

★★½☆☆

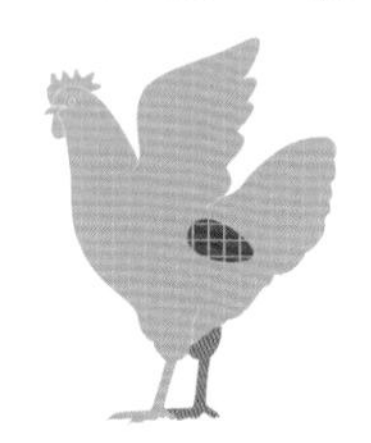

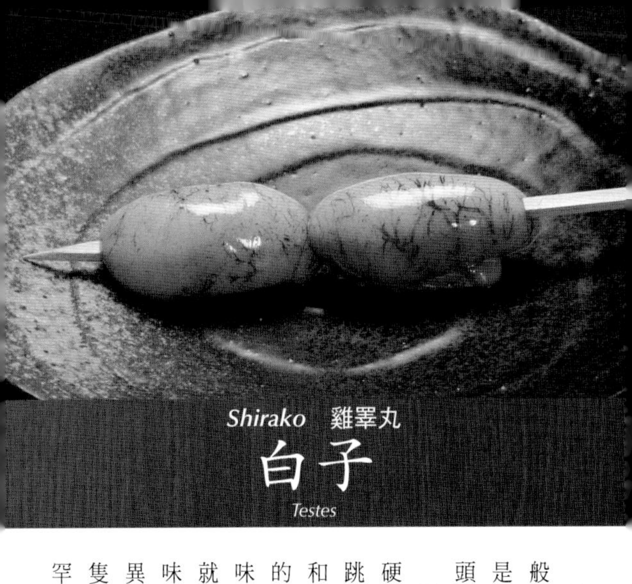

Shirako　雞睪丸

白子

Testes

日文說成白子，但顏色卻是如圖般呈現美麗的淺粉紅色。但這的確是雞的精巢沒錯，也就是生命的源頭。當然，這只能在公雞體內取得。

因為是睪丸，或許有人會以為很硬，但絕對會被這軟嫩的感覺嚇一跳。在口中一下子就溶掉的感覺，和河豚、鱈魚的精巢很像。這部位的口感清爽，倒是沒有什麼東西的味道比較接近的，勉強要說的話，就是蛋白的部位。因此以醬汁燒烤味道更好；鮮度夠的話也沒有任何異味，吃生的都可能。這一串是1隻雞的量，但在串燒的領域裡是很罕見的一串。

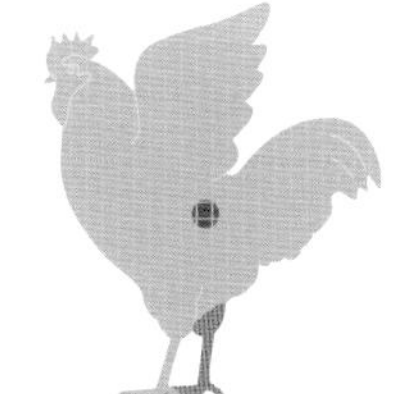

別稱

價格的參考

★★✯☆☆

稀有度

★★★★☆

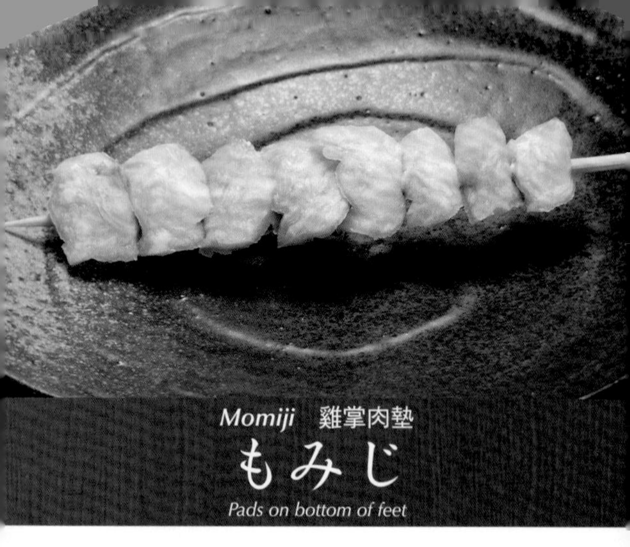

Momiji　雞掌肉墊

もみじ

Pads on bottom of feet

這裡指的是雞爪底部有肉球的部位，日文的名稱則來自於雞爪的外形（楓葉）。雞的部分到這裡介紹了41串，就是這樣從雞冠到雞爪底部，從頭到腳完全沒有浪費沒有剩餘，才是對捨身給人類的雞隻們的最大敬意。

這部位雖然沒有脂肪，但脆脆的口感卻也有些像是豬腳。味道不像視覺上這麼清淡，在柔軟的口感深處，隱藏了些許獨特的味道。要用醬油燒烤。中國菜裡的紅燒雞腳極為著名，是用來品嘗膠質的。這一串是4隻雞的份量。

別稱

價格的參考

★★⯪☆☆

稀有度

★★★⯪☆

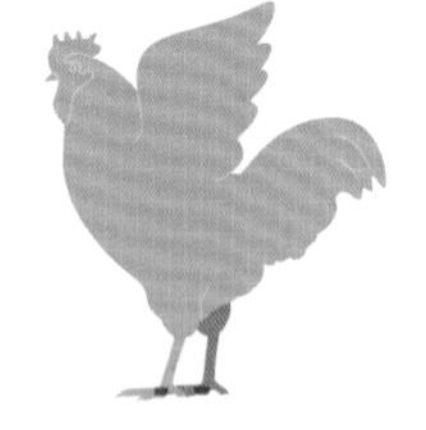

合鴨肉〈肉、內臟〉

Aigamoniku(Shoniku·Naizo)

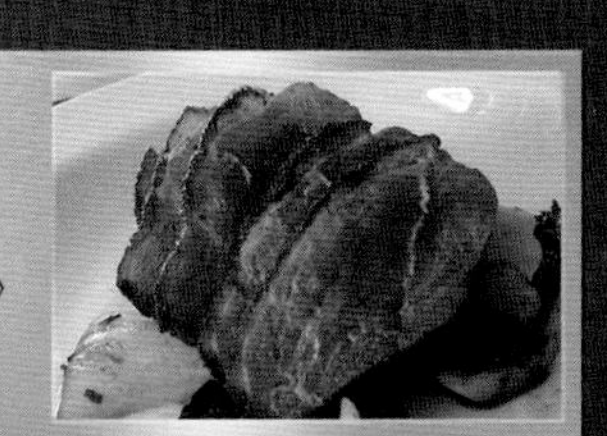

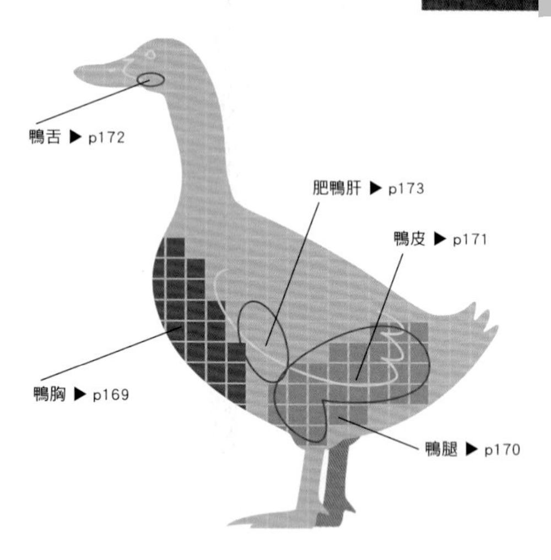

◎合鴨是什麼樣的鴨？

家鴨是野鴨家禽化之後的產物，而合鴨（日文又名間鴨、相鴨）則是家鴨和野鴨交配出的品種。相較於家鴨，合鴨的體型較小肉量也少，成長遲緩而繁殖力低。因此很少有飼養來供食用的合鴨，一般都是以家鴨作為合鴨來使用。

近似雞肉的肉質柔軟而沒有特殊的味道；大量的脂肪裡，富含亞麻油酸等的必須脂肪酸，適合減肥的人食用；母鴨比公鴨的脂肪更為肥厚肉質更佳。

另外，據說在吃鴨肉大國的法國，還有經過品種改良，專門用來生產肥鴨肝（大量餵食飼料養肥的鴨等家禽的碩大肝臟）用的鴨種。

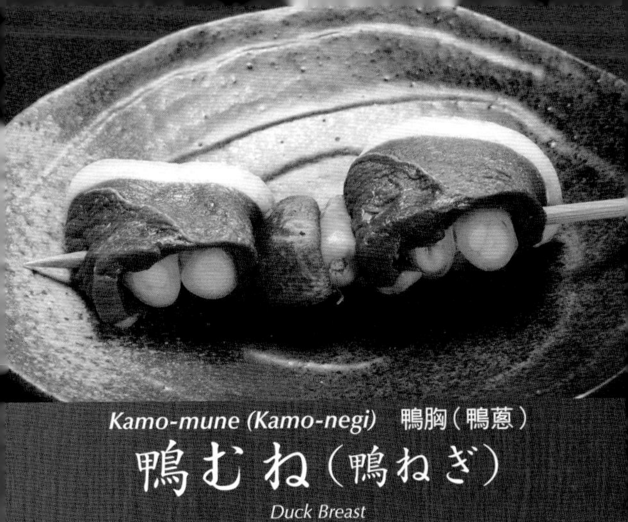

Kamo-mune (Kamo-negi)　鴨胸（鴨蔥）

鴨むね（鴨ねぎ）

Duck Breast

名稱是鴨蔥，但鴨是輕柔擁抱著蔥段而不是背著蔥，這一點很有意思。滑嫩的帶狀脂肪鮮明，深紅色的鴨胸肉也色澤極美。捲著2條純白色的蔥段，2卷鴨胸肉之間，再夾著小甜椒和鮮香菇。這種樣子更像是日本式的正統甜點，而不像是烤肉串了。

柔嫩的鴨胸肉不但有咬勁也不是軟爛的感覺，一入口後甜美的油脂便溶在口中。愈是咀嚼，鴨肉特有的美味就愈是強烈。

由於夾著小甜椒和鮮香菇，所以是抹醬來烤的，但如果單是鴨胸，則以鹽較為對味。

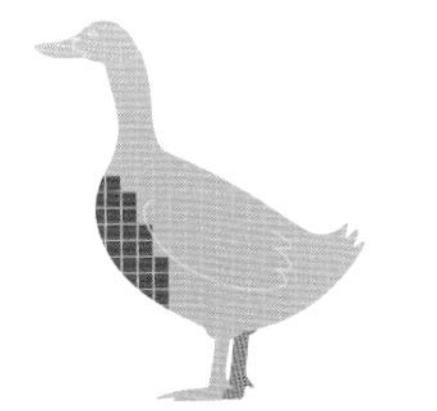

別稱

鴨ロース、抱き

價格的參考

★★☆☆☆

稀有度

★☆☆☆☆

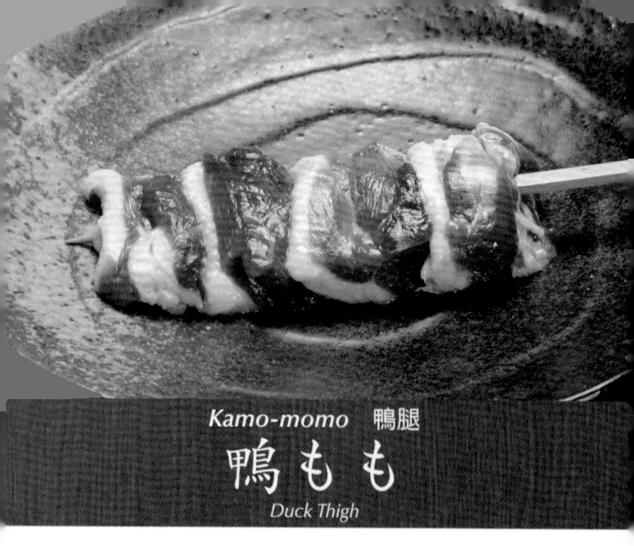

Kamo-momo 鴨腿

鴨もも

Duck Thigh

鴨腿肉，就是鴨腳上面部位的肉。肉色呈現深紅色，上圖中也看得到有不少脂肪。

鴨的脂肪熔點低，很容易就溶在口中，而且味道柔和口感很好。肉質較鴨胸硬一些，但更有鴨肉特有的味道。從前，日本人曾以「鴨的味道」來形容東西的美味。在吃過這串燒烤後，就知道這句話一點也沒錯了。

灑上鹽燒烤，肥肉瘦肉的口感極佳，在享用肉汁美味時，嚼著嚼著便會出現些許的野味感受，更添美味。肉質柔嫩入口感覺佳，這也是肉食愛好人士不可錯過的一串。

別稱

價格的參考

★★☆☆☆

稀有度

★⯪☆☆☆

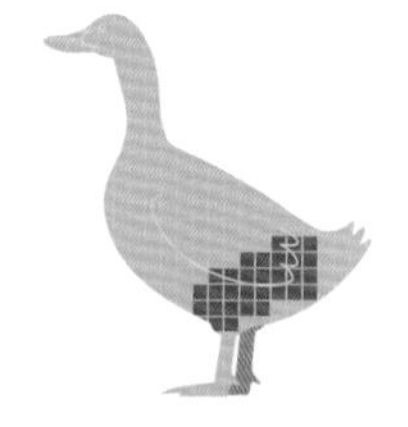

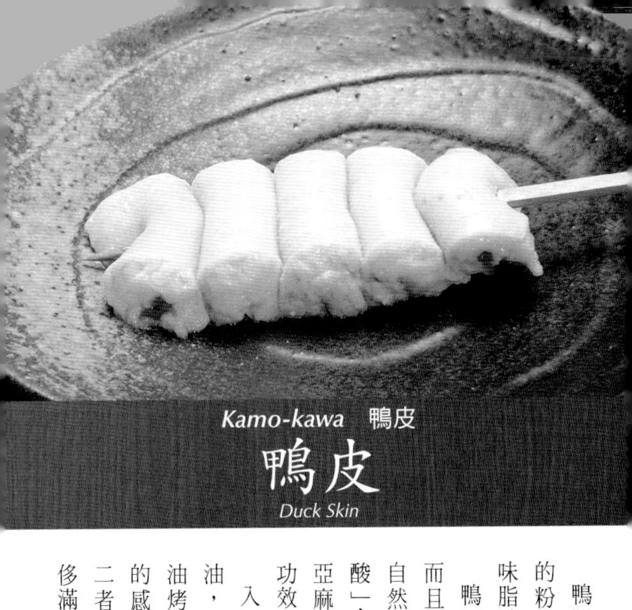

Kamo-kawa 鴨皮

鴨皮

Duck Skin

鴨腿上剝下的皮串成；淡淡清澄的粉紅色，象徵著是優質潤澤的美味脂肪。

鴨子的特色是皮下脂肪層很厚，而且這脂肪裡，還富含人體內不能自然合成的單價不飽和脂肪酸「油酸」，以及必須脂肪酸亞麻油酸、α亞麻酸等，可以降低血液中膽固醇功效的脂肪酸，有益身體。

入口之後感到有些油又不會太油，口感脆脆的，滋味豐富。用醬油烤出的鴨皮，就像北京烤鴨一樣的感覺；皮的口感和滿嘴的油脂，二者的甘美在口中構成了最大的奢侈滿足。

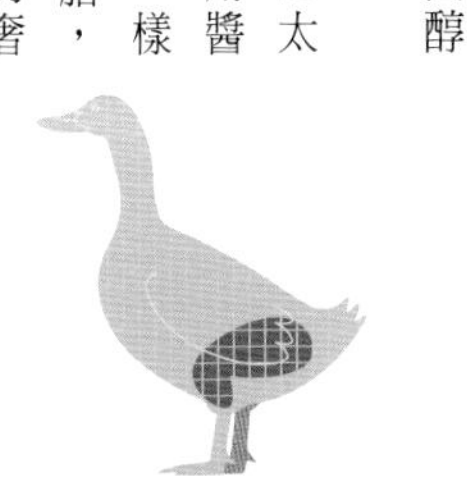

別稱

價格的參考

★★☆☆☆

稀有度

★★☆☆☆

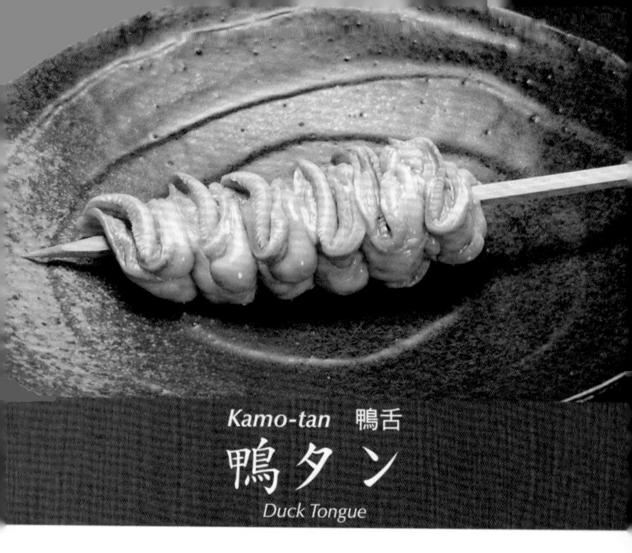

Kamo-tan 鴨舌

鴨タン

Duck Tongue

這鴨舌指的是舌頭，而不是鴨嘴；是位在鴨嘴（喙部）後方的鴨舌頭。當想到這6個小小的舌頭，當時是如何地鳴叫時，就不能隨便塞進嘴吧下肚了事，請務必抱著虔敬的心情享用。

說是說舌頭，卻超乎想像地柔軟，而且口感清脆又富含油脂。鴨舌帶皮用醬油燒烤，口感和牛舌豬舌有相當大的差異。溶於口中的部位和富於口感的部位同時存在，而且二者巧妙融合。也是中國菜的超高級食材之一。這一串是6隻鴨的量。

別稱

- - - - - -

價格的參考

★★☆☆☆

稀有度

★★★★☆

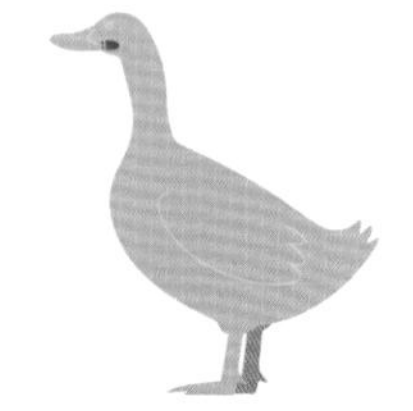

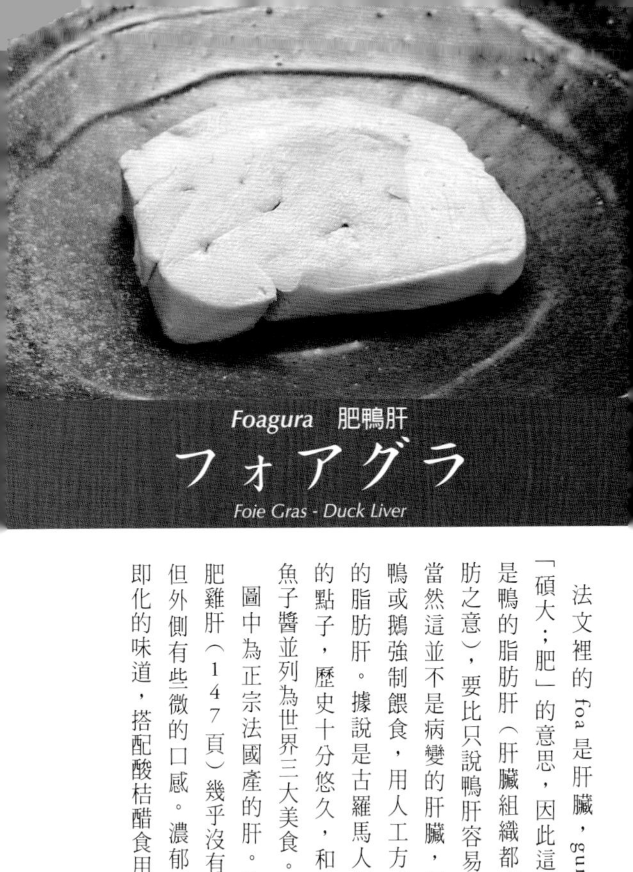

Foagura 肥鴨肝

フォアグラ

Foie Gras - Duck Liver

法文裡的 foa 是肝臟，gura 則是「碩大；肥」的意思，因此這肝說成是鴨的脂肪肝（肝臟組織都成為脂肪之意），要比只說鴨肝容易理解。當然這並不是病變的肝臟，而是將鴨或鵝強制餵食，用人工方式做出的脂肪肝。據說是古羅馬人想出來的點子，歷史十分悠久，和松露、魚子醬並列為世界三大美食。

圖中為正宗法國產的肝。味道和肥雞肝（147頁）幾乎沒有差別，但外側有些微的口感。濃郁而入口即化的味道，搭配酸桔醋食用。

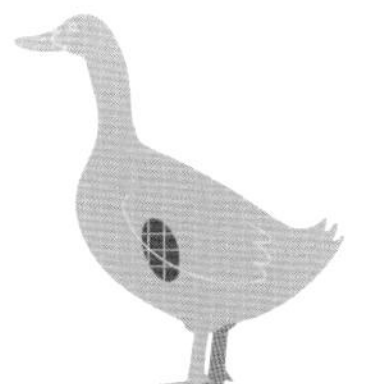

別稱

價格的參考

★★★☆☆

稀有度

★★★☆☆

燒肉店的
副菜色事典

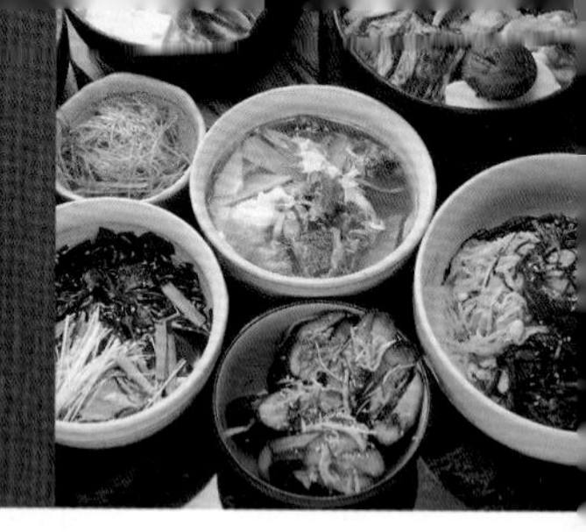

蔬菜料理

韓式涼拌（ナムル）

將川燙過的黃豆芽、菠菜，以及蕨菜、紫萁等野菜以麻油和鹽調味的韓式涼拌菜。除了可以直接食用之外，將此菜和其他配料放在飯上而成的「石鍋拌飯」也是深受歡迎的一道料理（→飯類）。

韓國泡菜（キムチ）

將蔬菜用鹽醃漬，再加入辣椒、大蒜、魚醬等發酵後的泡菜類總稱；據說韓國有200～300種不同的泡菜種類。像是大白菜做的「白菜泡菜」、蘿蔔丁的「蘿蔔泡菜」、小黃瓜的「黃瓜泡菜」和水量較多的「水泡菜」等，都是大家熟知的種類。

白菜泡菜（ペチュギムチ）

一般而言，白菜泡菜是在日本或在國內指韓國泡菜時的代名詞。完成後的味道每人不同，甚至相差很遠，韓國稱之為“媽媽的味道”。韓國火鍋（→湯、火鍋、燉煮料理）裡常會使用醃製較久的白菜泡菜。

蘿蔔泡菜（カットゥギ／カクトゥギ）

在韓國是和白菜泡菜齊名的常見泡菜之一。作法是將切成丁的蘿蔔以薄鹽醃過之後，再以辣椒、薑、蔥、糠蝦醬等拌過而成。拌好後立即可食，但擺放4～5天陳放後的味道更是鮮美。

黃瓜泡菜（ナイギムチ）
利用小黃瓜的口感，以清淡調味醃出來的清爽夏天滋味。在日本國內，大部分店家的黃瓜泡菜，都是在小黃瓜上切出缺口，再塞入蘿蔔、胡蘿蔔的形態。

水泡菜（ムルギムチ）
顧名思義，就是放入較多的水醃製，將蔬菜美味溶入汁液的泡菜，常用來搭配油膩的菜餚食用。這種泡菜可以使用蘿蔔、大白菜、小黃瓜、水芹菜等各種蔬菜來製作。

海鮮料理

醃鱈魚肚（チャンジャ）
將鱈魚的胃用鹽醃漬後，再以藥念（以韓國辣椒醬為主味的醬料）醃製的醬菜。韓國傳統上使用狹鱈（日本名為介宗鱈），而日本國內則使用太平洋鱈魚製作。

辣味醃螃蟹（ヤンニョムケジャン）
用藥念拌生的梭子蟹，短時間醃漬後即成的螃蟹料理。另有使用醬油底的醬料經長時間醃漬的不辣醃螃蟹，這種歷史比較久。

肉類料理

肉膾（ユッケ）
韓國的生牛肉料理。將切成細絲的生牛肉，拌以麻油、鹽、薑、大蒜、韓國辣椒醬等佐料，加上蛋黃而成。

三層肉（サムギョプサル）
就是一層肉一層脂肪的肉，也就是五花肉的意思。將切得厚厚的五花肉小火慢烤，將多餘的油逼出，再以鹽和麻油佐食。以韓國生菜和芝麻葉包來吃的方式也深具人氣。

辣炒雞排（タッカルビ）
是將雞排和蔬菜、條狀的「米糕」（→粉、年糕、麵類）一起炒，並調味成辛辣帶甜味的鐵板料理。

湯、火鍋、燉煮料理

海帶芽湯（ミヨックク）
將海帶芽和牛肉以麻油炒過再燉過，以醬油、鹽和大蒜調味的湯品。

辣牛肉湯（ユッケジャン）
將牛肉絲和青菜燉煮之後，加入大蒜和辣椒，是湯頭濃郁又極辣的湯品。而將這辣牛肉湯放淋在飯上而成的，便是辣牛肉湯飯。

石鍋煲湯（チゲ）
放了很多料，但湯汁不多的煲湯菜色總稱。有「泡菜鍋」「豆腐鍋」「味噌鍋」「部隊鍋」等種類。

泡菜鍋（キムチチゲ）
將白菜泡菜、泡菜汁、豬肉、大蔥、韭菜、菇類和豆腐等一鍋燉出來的著名料理。大都使用已經泡出酸味的老泡菜。

豆腐鍋（スンドゥブチゲ）
除了豆腐之外，還加入了貝類和蔬菜、豬肉的辣石鍋料理。使用的是像豆花（豆腐腦）般極軟的豆腐。

味噌鍋（テンジャンチゲ）
使用味噌來調味的石鍋料理。和日本的味噌湯味道有些像，但放了青辣椒，而且是經燉煮而成。配料方面也是形形色色，包含了肉、海鮮、豆腐、菇類、蔬菜等。

部隊鍋（プデチゲ）
將西式的食材，像洋火腿和洋香腸等燉煮，再加入泡麵的麵和蔬菜、大蒜，做成具有辣味的石鍋料理。名稱來源有多種說法，像是韓戰結束後的物資缺乏時代裡，使用美軍外流的罐頭火腿和香腸做成石鍋料理等等。

湯（タン）

湯量多的料理，或是火鍋料理的總稱。有「大口湯」「牛雜碎湯」「牛小排湯」「海鮮湯／海鮮鍋」「辣魚湯」「馬鈴薯豬骨湯」「人蔘雞湯」等種類。

大口湯（テグタン）

大口就是鱈魚的意思。將鱈魚的魚肉、內臟、精巢等和蔬菜燉煮，是寒冷天候時的料理；用辣椒調味到略帶辛辣。日本國內的吃法中，將大口湯淋上飯的方式就是大口湯飯；要注意的是，也有不少店家雖以大口湯的名稱推出卻是辣牛肉湯。

牛雜碎湯（コムタン）

使用牛肉、牛骨、內臟，搭配大蒜、大蔥等的調味用蔬菜長時間燉煮出的白濁湯品。使用鹽和胡椒調出清淡風味，而不使用辣椒。日本國內的吃法中，將牛雜碎湯淋上飯的方式就是牛雜碎湯飯。

牛小排湯（カルビタン）

牛小排就是牛肋骨的意思，此湯是將牛肋排帶骨燉煮出的濃郁風味的湯，多以鹽和醬油做清淡調味。日本國內的吃法中，將牛小排湯淋上飯的方式就是牛小排湯飯。

海鮮湯／海鮮鍋（ヘムルタン／ヘムルジョンゴル）

這道是使用多種魚蝦貝類做成的海鮮鍋，大都加有辣椒，調味偏淡。

辣魚湯（メウンタン）

在韓文字義就是辣的意思。將比目魚或白口等白肉魚切成塊狀，和蔬菜、豆腐等一起燉煮，富含海魚鮮美味道的一道鍋品。味道也如其名，極為辛辣。

馬鈴薯豬骨湯（カムジャタン）

將豬背骨慢火燉煮之後，再加入馬鈴薯和芝麻葉等燉煮而成的辛辣鍋品。可以啃著豬骨豪邁地食用。馬鈴薯也美味。

蔘雞湯（サムゲタン）

使用一整隻雛雞燉出來的湯品。由於雞腹裡塞滿了高麗蔘、紅棗、大蒜、糯米等食材燉煮而成，因此又以滋養強身的料理聞名。調味很單純，只用鹽和胡椒。

飯類

湯泡飯（クッパ）
就是將湯淋上飯後而成的泡飯。在日本國內，將大口湯（鱈魚的湯品）、牛雜碎湯（牛肉、牛骨、牛雜的湯品）、牛小排湯（牛肋骨的湯品）等淋入米飯的料理，也各自名為「大口湯飯」、「牛雜碎湯飯」、「牛小排湯飯」等。其實韓國國內並沒有湯泡飯這種獨立領域的料理，這些都是日本國內的獨特料理（→湯、火鍋、燉煮料理）。

拌飯（ピビンパプ／ピピンバ）
在米飯上放上涼拌菜、新鮮蔬菜、牛肉等10種左右的配菜，再放上以韓國辣椒醬為底調配出的醬料，最後拌勻食用。

石鍋拌飯（トルソッピビンパプ／石燒ビビンバ）
在石鍋內側塗上麻油，放入米飯；再放入涼拌菜和調好味的牛肉等食材後放在火上燒，最後放入辣味的拌醬後拌勻食用。鍋巴味道極香。

牛肉拌飯（ユッケピビンパプ／ユッケビビンバ）
將拌過麻油調好味的牛腿肉切絲，再和涼拌菜與新鮮蔬菜等配料一起放在飯上，最後放入辣味的拌醬後拌勻食用。

海苔拌飯（キンパプ）
以塗好麻油的海苔包裹米飯和配料食用的韓國式海苔手捲，據說是約100年前自日本傳往韓國的。配料有菠菜的涼拌菜、芝麻葉、牛肉碎肉等；米飯的調味是鹽和麻油。

粉、年糕、麵類

韓國煎餅（パジョン／チヂミ）
將麵粉調成的麵皮拌入蔥葉部位後燒烤而成的韓國式煎餅。日本多使用韓國南部的名稱「チヂミ」。

打糕（トック）
使用糯米做成的韓國年糕。將揉成棒狀的年糕切成薄片，放入湯或火鍋裡。這一點和日本很像，都是過年時必備的食材。

炒糕（トッポッキ／トッポキ）
就是韓國式炒糕的意思。將棒狀的打糕，以韓國辣椒醬和砂糖炒成甜甜鹹鹹的風味。是韓國很受歡迎的路邊攤料理之一。

韓式炒冬粉（チャプチェ）
就是雜菜的意思，將蔬菜、牛肉、菇類等各種配料炒過的炒冬粉。這是將已調過味的配料和冬粉分別炒過後放涼，最後再拌到一起食用。用醬油和麻油調味，不使用辣椒。

韓國冷麵（ネンミョン）
韓國的冷麵，可以大分為使用冰湯食用的平壤冷麵（ムルネンミョン）和以辛辣醬料食用的咸興冷麵（ビビンネンミョン）二種。

平壤冷麵（ムルネンミョン）
使用在牛肉提取的高湯裡，加入水泡菜的泡菜湯汁食用。麵主要使用蕎麥，味道清爽可口。

咸興冷麵（ビビンネンミョン）
非常Q彈口感的細麵，仔細拌勻辣味醬料後食用。使用番薯等的澱粉製成的麵，Q彈的程度到幾乎咬不斷。部分店家會在食用之前，幫忙用剪刀剪斷。

韓國酒

濁酒（マッコリ／マッコルリ）
主要使用米製成的釀造酒。呈現白濁狀，具有甜味和微微的酸味。酒精度不高，只有5～9度，口感不錯。主要品牌有「二東濁酒」「釜山山城濁酒」「抱川米濁酒」等。

韓國燒酒（ソジュ）
原料是米或麥。相當於日本的甲等燒酎，酒精度多在20度左右。主要的酒廠有「真露」「鏡月」等。

韓國啤酒（メクチュ）
用漢字寫出來就是「麥酒」等。酒精度在4度多，清爽可口。主要品牌有「HITE」「OB」等。

炭火燒肉　皐月

菜單例

特選鹽燒雪花牛舌……… 2500日圓
特選霜降橫隔膜 ……… 2600日圓
特選沙朗心 ……………… 2600日圓
上等鹽燒牛舌…………… 1480日圓
精選綜合內臟(鹽燒、醬汁)……
……………………………… 1200日圓
精選生牛肉(鹽燒、醬汁)………
………………………………750日圓

皐月的牛小排……………900日圓
鹽燒豬五花肉……………780日圓
雙人套餐(4種燒肉+涼拌菜、綜合泡菜、沙拉、烤蔬菜)…………
……………………………3980日圓
四人套餐(5種燒肉+涼拌菜、綜合泡菜、沙拉、韓國生菜、烤蔬菜)
……………………………9800日圓

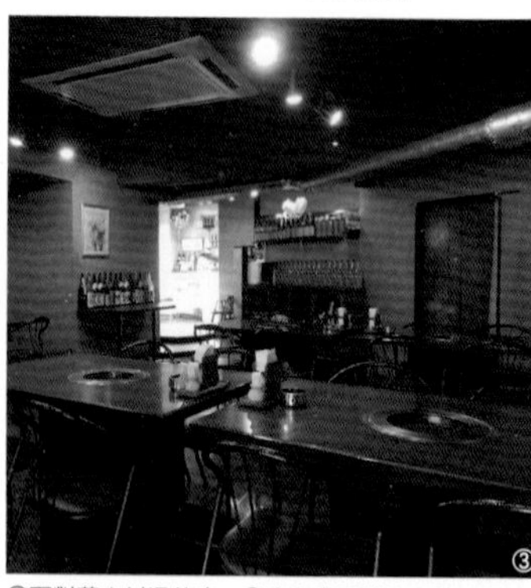

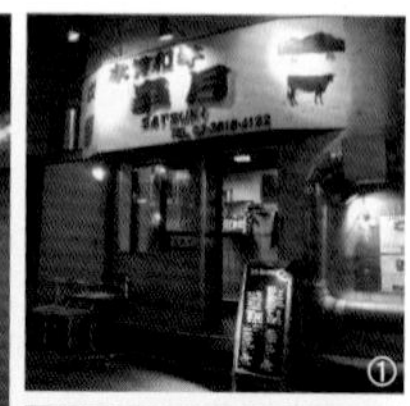

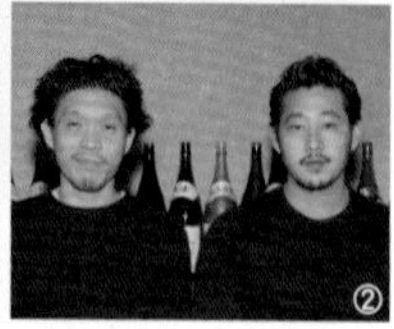

①面對著白川通的店　②店主奧野博之先生(左),和進貨負責人布施義人先生
③店內餐桌間隔寬敞。牆壁上掛著的花畫則是可愛的裝飾。

地址：東京都文京区白山1-1-2　臼福ビル1階
TEL：03-3816-4122
營業時間：11時30分～13時30分(午餐為週一～週五)、17時～23時30分 L.O(週日假日為16時～22時30分 L.O.)
公休日：無休
最近車站：地下鐵都營三田線、大江戶線春日站 A6出口步行5分

簡單 MEMO

可以吃到不拘泥於產地,只以品質選擇的最高級和牛(A5級)。肉都切得厚厚地,份量極佳。韓國生菜包的鹽燒豬五花肉有鮮美油脂。

炭火焼ホルモン　まんてん

菜單例

◎生食
薄切牛肝排……600日圓
白牛百頁……600日圓
◎牛內臟
胃頂肉……700日圓
主動脈……700日圓
瘤胃……700日圓
◎豬內臟
豬肚心……700日圓
生腸……600日圓
食道……550日圓
脾臟……550日圓
◎綜合內臟
5種綜合……1500日圓～

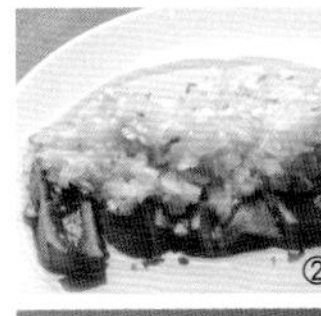

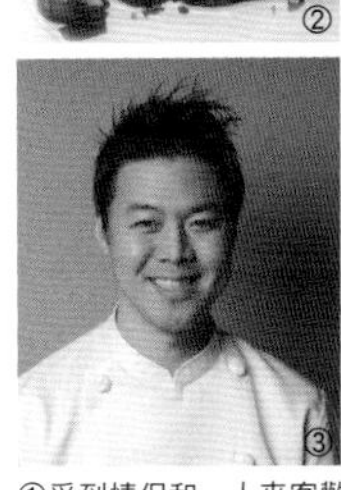

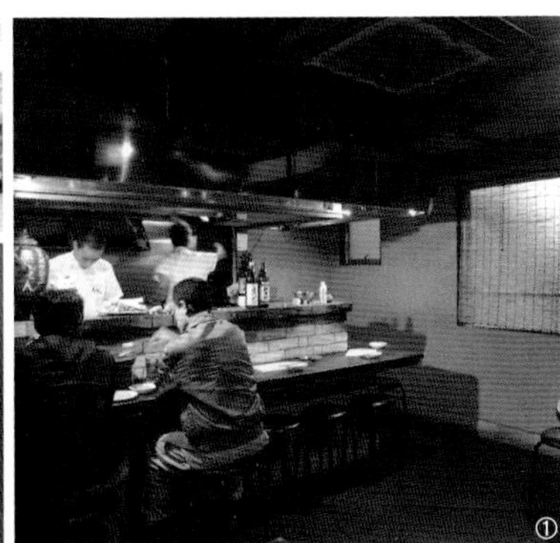

①受到情侶和一人來客歡迎的櫃台座，另有4張桌座　②薄切牛肝排，上面蓋滿了大蔥和鹽、麻油調的醬汁　③店主阿部亮先生。

地址：東京都目黒区上目黒3-1-4　グリーンプラザ3階
TEL：03-3760-4129
營業時間：17時～翌日1時
公休日：無休
最近車站：東急東橫線、東京地下鐵日比谷線中目黑站步行1分

簡單 MEMO

進貨都是一整頭的內臟，在店裡仔細地做過處理，每份內臟都十分新鮮，外觀也美。牛、豬合計約有40個種類。大都先用麻油和鹽調過味。

銀座　こじま屋

菜單例

品項	價格	品項	價格
特選小排肋間肉	1890日圓	特上生馬肝	1600日圓
上選馬內臟	1890日圓	鬃底脂肪（生食）	1050日圓
上選小排肋間肉	1580日圓	高湯燉馬內臟	1050日圓
下後肋肉	2310日圓	生馬碎肉納豆	840日圓
特上馬舌	2310日圓	馬肉湯	420日圓
下腹肉	1980日圓	烤馬肉全餐	5000日圓、7000日圓
生馬肉	2100日圓		

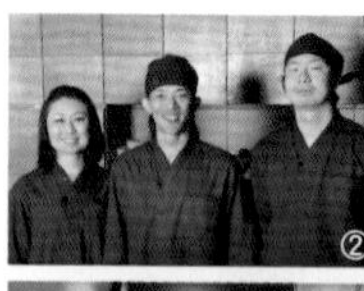

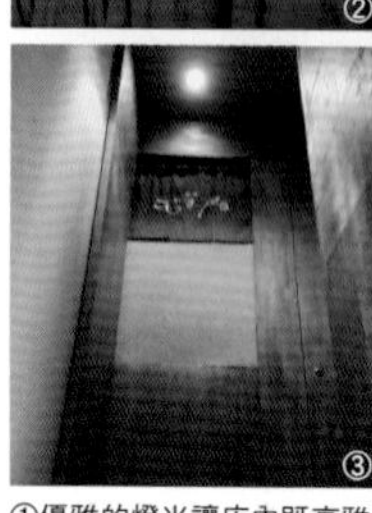

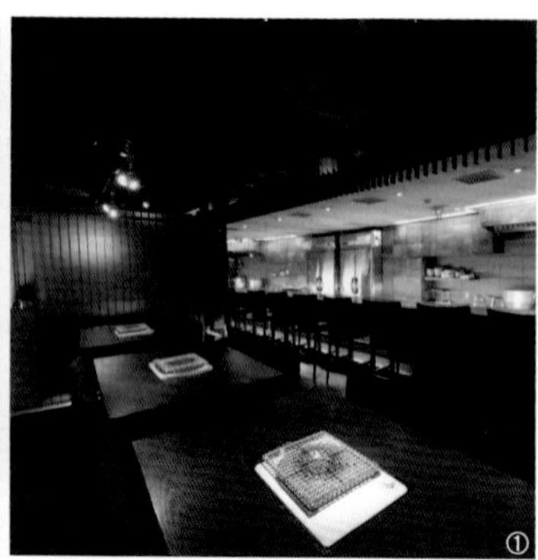

①優雅的燈光讓店內既高雅又沉穩　②左起為店主三國秀明、真弓夫妻及員工鍬田龍志先生　③要上了這有著神秘感的樓梯才能進店。

地址：東京都中央区銀座5-4-15　銀座エフローレビル5　2階
TEL：03-3569-2911
營業時間：17時30分～24時（23時30分 L.O.）
公休日：週日、假日
最近車站：地下鐵銀座站 B7出口步行2分

簡單 MEMO

日本全國少數的馬肉專門店之一。可以吃到從馬肉正宗的熊本縣每天空運來的最高級新鮮馬肉。用烤肉鍋慢火烤出的肉滋味豐富。

銘鶏やき鳥　鳥仙

菜單例

雞里肌	230日圓	雞尾尖	180日圓
雞胗	180日圓	雞睪丸	230日圓
雞肝	180日圓	雞卵巢	230日圓
帶冠雞心	180日圓	心基底	230日圓
雞腿肉	230日圓	雞粉肝	350日圓
雞翅	230日圓	鴨蔥	280日圓
雞背肉	250日圓	肥鴨肝	450日圓

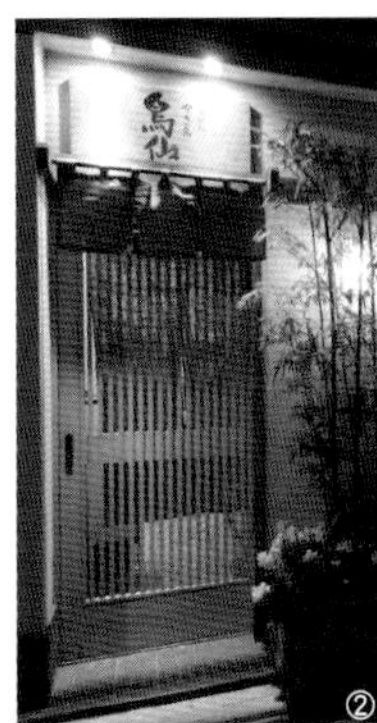

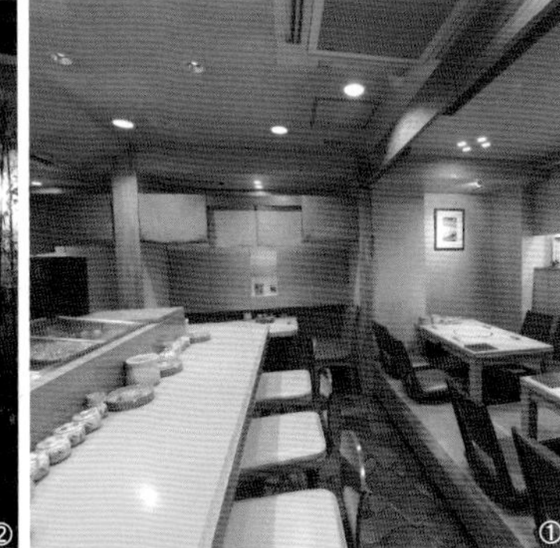

①櫃台和桌位、座墊位合計18席，店內小而美　②位於老街一角，距「飛不動」神社和一葉紀念館不遠。

地址：東京都台東区竜泉3-10-10

TEL：03-3875-4130

營業時間：18時～23時(22時30分 L.O.)

公休日：週日、假日

最近車站：東京地下鐵日比谷線三輪站1B 出口步行5分

簡單 MEMO

雞肉專門店直營的烤雞肉串店。當天早上由全日本各地出貨，傍晚到店的各著名雞種，由店主親自處理。高達47種的串燒菜色獨步全日本。

◉參考資料

『旬の食材　別巻　肉・卵図鑑』講談社／２００５
『焼肉料理の最新技術』旭屋出版／２００８
『人気の焼肉　韓国料理』旭屋出版／２００３
『焼肉メニューＢｏｏｋ』旭屋出版／２００８
『焼肉　東京』枻出版社／２００６
『絶品　ホルモン料理』石井宏治／旭屋出版／２００８
『人気店の　最新　もつ料理の調理技術』旭屋出版／２００８
『やきとり 11店の技術と串バリエーション』柴田書店／２００８
『焼とり大全』旭屋出版／２００７
『食楽』２００８ 年9月号／徳間書店
『食鳥処理衛生ハンドブック』社団法人　日本食品衛生協会／２００７

◉參考 ＨＰ

東京都中央卸売市場食肉市場・芝浦と場 ＨＰ
財団法人　日本食肉消費総合センター ＨＰ
社団法人　全国肉用牛振興基金協会 ＨＰ
社団法人　日本食鳥協会 ＨＰ
社団法人　日本食肉格付協会 ＨＰ
全国食肉事業協同組合連合会 ＨＰ
日高支庁 ＨＰ

索引

【九劃～十劃】

【十一劃～十二劃】

【十三劃～十五劃】

【十六劃以上】

memo

memo

memo

memo

國家圖書館出版品預行編目資料

燒肉手帳／東京書籍出版編集部編；張雲清翻譯.
——初版.—— 新北市新店區 ； 人人，2010.01
面 ； 公分. —— （人人趣旅行 ； 32）

含索引
ISBN 978-986-6435-29-4（平裝）

1. 肉類食物 2. 營養 3. 餐飲業管理
411.3 98024837

【人人趣旅行32】
燒肉手帳
編者／東京書籍出版編集部
翻譯／張雲清
審訂／黃之暘
發行人／周元白
出版者／人人出版股份有限公司
地址／23145新北市新店區寶橋路235巷6弄6號7樓
電話／（02）2918-3366（代表號）
傳真／（02）2914-0000
網址／http://www.jjp.com.tw
郵政劃撥帳號／16402311人人出版股份有限公司
製版印刷／長城製版印刷股份有限公司
電話／（02）2918-3366（代表號）
經銷商／聯合發行股份有限公司
電話／（02）2917-8022
初版一刷／2010年1月
初版六刷／2020年1月
定價／新台幣250元

YAKINIKU TECHO